CONFÉRENCES

DE

CLINIQUE CHIRURGICALE

VERSAILLES

CERF ET FILS, IMPRIMEURS

59, RUE DUPLESSIS, 59

PUBLICATIONS DU *PROGRÈS MÉDICAL*

CONFÉRENCES

DE

CLINIQUE CHIRURGICALE

FAITES A L'HOPITAL SAINT-LOUIS

PAR

S. DUPLAY

Chirurgien des hôpitaux
Agrégé de la Faculté de Médecine de Paris
Membre de l'Académie de médecine

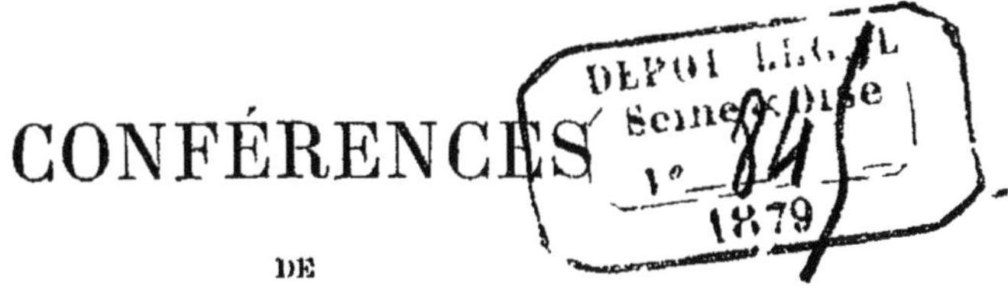

RECUEILLIES ET PUBLIÉES

PAR

E. GOLAY ET COTTIN

Internes des hôpitaux

II

PARIS

Aux bureaux du PROGRÈS MEDICAL | V.A. DELAHAYE & C°, Libraires-Editeurs
6, rue des Ecoles, 6. | Place de l'Ecole-de-Médecine.

1879

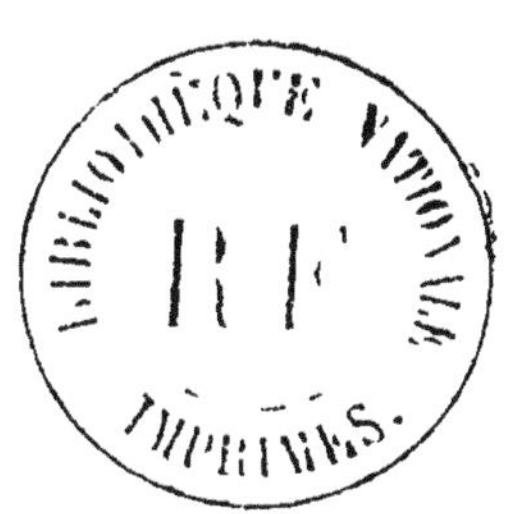

LEÇONS

DE

CLINIQUE CHIRURGICALE

(1877)

VINGT-TROISIÈME LEÇON

Epithéliome de la glande parotide.

Messieurs,

Je désire vous entretenir aujourd'hui d'un de nos malades, couché au n° 13 de la salle Saint-Augustin, qui s'est présenté à nous, il y a quelques jours, avec une tumeur de la glande parotide. Il n'y a que cinq ou six mois que, portant la main au niveau de la région parotidienne droite, il y constata l'existence d'un petit nodule du volume d'un pois, dur, indolent et mobile sous la peau.

D'après son récit, cette tumeur paraît s'être modifiée rapidement et avoir envahi, en fort peu de temps, toute la région parotidienne. Mais ce développement rapide a lieu de nous étonner, et je suis assez volontiers porté à mettre quelques restrictions aux renseignements que donne le malade. Aussi, je vous engage à conserver quelques doutes sur leur exactitude. Lors de son entrée dans le service, il y a huit jours, nous avons constaté l'état suivant :

La région parotidienne droite est occupée par une tumeur saillante, de forme conique, étendue de l'apophyse mastoïde au bord postérieur du maxillaire inférieur sur lequel elle empiète, et du condyle à l'angle de la mâchoire qu'elle déborde un peu. Elle répond très-exactement à la loge parotidienne et paraît la remplir.

La peau est intacte, légèrement tendue, mais en raison de sa mobilité, on peut affirmer qu'elle n'a contracté aucune adhérence avec la production morbide.

La tumeur s'enfonce profondément dans le creux parotidien ; aussi, les mouvements communiqués se transmettent-ils difficilement à toute la masse, et bien qu'elle ne paraisse pas adhérer aux os, est-elle très-peu mobile sur les parties profondes. Sa surface extérieure est inégale ; elle est parsemée de bosselures dont deux, en particulier, sont assez volumineuses et remarquables par une dureté plus grande que le reste de la masse morbide ; l'une, de la grosseur d'une noisette, siége à peu près au centre de la tumeur, l'autre est située sur son bord postérieur, dans le voisinage de l'apophyse mastoïde.

La consistance de la tumeur présente aussi, suivant les points, des différences dignes d'être notées. Quoique dure dans toutes ses parties, et ne laissant percevoir en aucun point de fluctuation ou même de mollesse, elle présente, par places, des noyaux plus durs et doués d'une consistance comme fibreuse et même cartilagineuse.

Indolente à la pression, la tumeur, depuis environ deux mois et demi, est par moments le siége de douleurs spontanées qui se montrent sous forme de légers élancements irradiant du côté de la mâchoire inférieure et surtout du côté de l'oreille. Mais, et j'insiste sur ce point qui a sa valeur au point de vue du diagnostic, ces douleurs sont peu intenses.

Il est fréquent de voir les tumeurs de la parotide se compliquer d'écoulements muco-purulents par l'oreille, et produire, par effacement du conduit auditif externe, divers troubles de l'ouïe, caractérisés par des bruits anormaux ou une diminution dans l'acuité de ce sens. Rien de cela n'existe chez notre malade. Mais, par contre, il a vu survenir, depuis deux mois et demi, une complication très-fréquente des tumeurs de la parotide, et qui a une grande importance au point de vue du diagnostic et du pronostic. Nous voulons parler de l'hémiplégie faciale. Chez notre malade, elle ne porte que sur les muscles innervés par la branche cervico-faciale du nerf de la septième paire, et elle se traduit par la paralysie de l'orbiculaire des lèvres et celle du buccinateur. Le malade ne peut siffler, et dès qu'il essaie de rire, sa commissure labiale droite est attirée du côté gauche. Tous les muscles, au contraire, auxquels se distribue la branche temporo-faciale : frontal, sourcilier, orbiculaire des paupières, etc , ne sont nullement atteints. Cette paralysie faciale survenue à une période peu avancée du développement du mal et alors que la tumeur était encore peu volumineuse, doit faire supposer que le nerf est non-seulement comprimé, mais même envahi par la production morbide. La sensibilité cutanée de la face est conservée.

Par sa position, la tumeur s'oppose aux mouvements réguliers de la mâchoire inférieure ; elle gêne la mastication, et même, dans une certaine mesure, la déglutition. Il importait de savoir si ce dernier phénomène ne tenait pas à un prolongement de la tumeur du côté du pharynx.

Aussi avons-nous exploré soigneusement cette cavité ; mais nous n'avons pu y constater aucune saillie anormale.

Enfin, pour terminer, disons que notre malade est vigoureux, que la santé générale est parfaite, qu'il n'accuse ni amaigrissement, ni perte des forces survenues dans ces derniers temps, que toutes ses fonctions s'exercent bien, que rien, dans ses antécédents, n'est de nature à expliquer l'origine de l'affection qu'il porte.

Diagnostic. En présence de cette tumeur, il n'y a pas lieu de songer à une affection inflammatoire de la parotide, car il n'y a ni rougeur, ni chaleur de la peau, et la douleur légère que notre malade ressent à son niveau n'est nullement comparable à la douleur vive d'une affection inflammatoire aigue. Il s agit évidemment ici d'une affection chronique, d'une tumeur. Mais quelle en est la nature ? Nous pouvons d'abord éliminer franchement toutes les tumeurs liquides, car la production morbide qui nous occupe est essentiellement solide dans toutes ses parties. Nous pouvons de même éliminer l'idée d'un lipome de la région parotidienne, car ce genre de tumeurs, par sa consistance, se rapproche des tumeurs liquides.

Puisqu'il s'agit évidemment ici d'une tumeur solide, quel en est le point de départ ? Est-il dans les ganglions lymphatiques de la région parotidienne ou dans le tissu de la glande elle-même ? Les ganglions peuvent, il est vrai, être l'origine des dégénérescences, mais c'est rare, et, quoique Velpeau et Bérard aient prétendu jadis que presque toutes les tumeurs parotidiennes sont d'origine ganglionnaires, l'on peut actuellement renverser la proposition et dire plus justement que les tumeurs d'origine glandulaire sont de beaucoup les plus fréquentes.

Dans le cas particulier, le doute n'est pas permis ; il n'y a pas lieu de penser à une tumeur d'origine ganglionnaire, car si elle avait pris naissance dans les ganglions, on aurait vu après l'apparition de la petite tumeur du début, se montrer une succession de tuméfactions analogues, venant s'ajouter les unes aux autres le long des vaisseaux du cou et correspondant au siége connu des ganglions sterno-cléido-mastoïdiens. Dans notre cas, il n'y a rien eu de pareil ; le mal a débuté par une petite tumeur, isolée il est vrai, mais qui a envahi plus tard toute la loge parotidienne sans s'étendre en dehors de cette région.

Notre tumeur rentre donc dans la classe la plus ordinaire des tumeurs parotidiennes et a son origine dans le tissu de la glande elle-même. Sous le nom de tumeurs glandulaires, je comprends les dégénérescences qui portent sur les culs-de-sac de la glande et celles qui atteignent le tissu périacineux et périlobulaire. — Elles sont très-nombreuses et sont décrites généralement sous autant de noms différents qu'il y a de tissus pathologiques susceptibles de les former. On décrit des hypertrophies simples ou adénomes vrais,

des enchondromes, des fibromes, des myxomes, des sarcomes, des épithéliomes et des carcinomes vrais, (squirrhes
ou encéphaloïdes). Au point de vue du diagnostic, je dois
éliminer de suite l'idée d'un carcinome vrai. Ce genre de
tumeur se présente en effet cliniquement avec des caractères particuliers. Dans le squirrhe, on observe une dureté
ligneuse répandue uniformément dans toute la masse,
chez notre malade, certains points sont durs, d'autres
moins résistants. L'encéphaloïde est caractérisé par un
certain degré de mollesse générale, rappelant la consistance des tumeurs demi-liquides ; ici rien de semblable,
notre tumeur est résistante dans toutes ses parties; en
outre, la peau qui la recouvre est restée mobile, tandis que
dans le carcinome, la masse morbide devient rapidement
adhérente aux téguments par des tractus fibreux, en même
temps qu'elle est fixee par des adhérences, au maxillaire
inférieur et au temporal. En outre, le carcinome s'accompagne de douleurs plus vives que celles que nous avons
constatées chez notre malade.

Ayant éliminé du diagnostic l'idée d'un carcinome, il
nous reste à passer en revue les autres espèces de dégénérescences qui peuvent affecter la glande parotide : les
adénomes, les fibromes, les enchondromes, les myxomes,
les sarcomes, les épithéliomes. Mais il ne faut pas vous
attendre à ce que je vous présente ici le diagnostic différentiel de chacune des tumeurs que je viens de nommer En
effet, le propre des tumeurs de la parotide, autres que les
cancers vrais, c'est-à-dire des tumeurs qui se rencontrent
le plus souvent, c'est d'être constituées par des éléments
complexes dont les uns sont nés aux dépens des éléments
de l'épithélium glandulaire et dont les autres dérivent du
tissu conjonctif périacineux et périlobulaire, si bien qu'étant
donnée une tumeur de la parotide de l'espèce que nous
avons sous les yeux, vous devrez vous attendre à y rencontrer des amas plus ou moins considérables d'éléments
épithéliaux, en même temps que des éléments conjonctifs
à divers degrés de développement ou d'altération, comme
on les rencontre dans les myxomes, les sarcomes, les fibro-

mes, les enchondromes. Cette complexité de structure des tumeurs de la parotide a été bien indiquée par M. Planteau, dans une bonne thèse inaugurale présentée à la Faculté l'année dernière.

Or, ces tumeurs complexes de la parotide se montrent en clinique sous deux formes extrêmement variables au point de vue de leur marche et de leur pronostic.

Les unes paraissent essentiellement bénignes, les autres, au contraire, revêtent rapidement les allures d'une tumeur presque aussi maligne que le carcinome vrai. Enfin, outre ces deux groupes extrêmes, on pourrait en placer un troisième intermédiaire, comprenant des tumeurs qui, après avoir revêtu pendant un temps plus ou moins long (10, 15 et 20 ans) les caractères de bénignité du premier groupe, semblent subir une modification brusque, parfois sous l'influence d'une contusion légère, et devenir rapidement malignes

Ces différences cliniques peuvent peut-être trouver leur explication dans les notions que nous possédons sur la structure complexe des tumeurs parotidiennes. La proportion relative des éléments épithéliaux et des éléments conjonctifs, semble d'abord tenir sous sa dépendance le degré de malignité ou de bénignité de la tumeur; mais on devra surtout envisager, à ce point de vue, les rapports qui existent entre les éléments épithéliaux et les éléments conjonctifs : tantôt, en effet, les éléments épithéliaux restent circonscrits par des membranes limitantes ; tantôt, soit d'emblée, soit secondairement et par destruction plus ou rapide de la membrane limitante, les éléments épithéliaux infiltrent la masse morbide. Dans le premier cas, la tumeur est bénigne ; dans le second, elle est maligne, soit d'emblée lorsque l'infiltration épithéliale a lieu dès le début, soit secondairement, si cette infiltration ne se produit qu'après un temps plus ou moins long.

Revenons maintenant à notre malade. En raison du peu de confiance à accorder aux renseignements qu'il nous fournit sur l'évolution de l'affection qu'il porte, on peut supposer que la petite tumeur non adhérente à la peau

qu'il a remarquée pour la première fois, il y a seulement
cinq ou six mois, au niveau de la région parotidienne, date
de beaucoup plus longtemps, et qu'il s'agissait d'un adé-
nome ou d'un sarcome. A un moment donné, la dégéné-
ration sans doute s'est faite, puis la diffusion des éléments
épithéliaux étant survenue, toute la glande a bientôt été
.envahie par la production morbide. Cette tumeur appartient
maintenant au second groupe, et c'est l'élément épithélial
infiltré qui y prédomine. Aussi, si nous voulons attacher un
nom à la tumeur qui nous occupe, dirons-nous que c'est un
épithéliome de la région parotidenne.

Vous prévoyez que, pour notre malade, le pronostic est
beaucoup plus grave que si nous avions affaire à une tumeur du premier groupe, et qu'il l'est presque autant que
s'il s'agissait d'un véritable carcinome. A ce sujet, j'insiste
sur l'existence chez notre malade de l'hémiplégie faciale.
Cette paralysie précoce est, en effet, d'un mauvais augure,
car elle indique, non pas seulement une compression, mais
un envahissement du nerf par la production morbide ; vous
savez, en effet, que les tumeurs bénignes de la parotide,
même très-volumineuses, ne donnent généralement pas
lieu à cette complication. Cette tumeur, abandonnée à elle-
même, se propagerait rapidement, elle ulcèrerait la peau et
serait en peu de temps au-dessus des ressources de l'intervention chirurgicale. Cependant, il faut le dire, ce pronostic
grave est mitigé, pour le moment, par la bonne santé du
malade, par l'absence d'engorgement ganglionnaire voisin,
par l'impossibilité dans laquelle nous avons été de constater
le moindre antécédent héréditaire.

Au point de vue du traitement, il ne faut absolument pas
compter sur l'influence d'une médication interne ou externe pour amener la résolution de cette tumeur. Il n'y a
qu'un parti à prendre, c'est d'en opérer l'ablation, bien que
l'extirpation de la parotide soit toujours une opération sérieuse, en raison des organes importants qu'on est exposé
à léser dans cette région. Nous ferons une incision verticale suivant le grand diamètre de la tumeur, et décrivant
une légère courbe à convexité postérieure ; nous dissé-

quérons la peau et la rabattrons en avant, de manière à mettre à découvert toute la masse morbide, puis, nous procéderons à l'extirpation de la tumeur, en ayant soin de commencer par la partie inférieure, en liant les vaisseaux à mesure qu'ils seront divisés, de manière à ne pas les couper plusieurs fois dans le cours de l'opération. A mesure que nous pénétrerons plus profondément dans le creux parotidien, nous aurons également soin de disséquer le plus possible avec les doigts.

Dans cette opération, la section du nerf facial est souvent inévitable. Dans le cas particulier qui nous occupe, nous ne pouvons prétendre faire disparaître la paralysie cervico-faciale, puisque la branche nerveuse qui la tient sous sa dépendance n'est pas simplement comprimée, mais englobée dans la tumeur. Nous serons donc obligé de la sectionner. Il est possible même que les rapports de la branche temporo-faciale avec la tumeur soient aussi tels, que sa section soit également nécessaire; nous ferons cependant notre possible pour la conserver intacte.

La présence de l'artère carotide externe au fond de la région parotidienne, peut compliquer singulièrement l'opération, quand la tumeur se prolonge profondément du côté du pharynx. On a même longtemps discuté sur l'opportunité de l'opération dans ces circonstances, et beaucoup de chirurgiens se sont prononcés pour la non-intervention. Je crois cependant qu'il ne faut pas se préoccuper par trop de la lésion des vaisseaux, et qu'il est même inutile de pratiquer, comme quelques auteurs l'ont conseillé, la ligature préventive de la carotide. On doit simplement confier à un aide le soin de faire la compression de la carotide primitive, dès qu'un vaisseau un peu volumineux est divisé, et d'avoir sous la main tout ce qu'il faut pour poser une ligature sur les deux bouts de l'artère carotide externe divisée.

Nota. — L'opération a été fort laborieuse. La tumeur adhérait profondément aux os et aux muscles. On a dû disséquer exactement la loge parotidienne et enlever deux petits ganglions, dont l'un situé au dedans de l'angle de la mâchoire, et appliqué contre le ptérygoïdien interne ; et l'autre placé sous la face interne du sterno-mastoïdien, à sa partie supérieure. Le nerf facial a dû être sacrifié. On a appliqué seulement trois ligatures. Le malade est aujourd'hui en voie de guérison.

VINGT-QUATRIÈME LEÇON

Fistule congénitale du cou consécutive à l'ouverture d'un kyste branchial.

Messieurs,

Vous avez pu voir au n° 63 de la salle Sainte-Marthe une malade atteinte d'une affection relativemennt assez peu fréquente, mais dont la rareté apparente tient peut-être à ce qu'elle est encore mal connue et que, par suite, on se méprend sur sa véritable nature. Cette malade, âgée de quatorze ans, raconte qu'elle portait depuis un an, à la partie inférieure du cou, entre les deux tendons sterno-mastoïdiens, une tumeur à peu près grosse comme une noisette. Pas de renseignement sur les caractères de la tumeur, sinon qu'elle était molle et indolente. On la badigeonna avec de la teinture d'iode et elle s'ouvrit spontanément, il y a six mois, un peu à droite de la ligne médiane.

Il s'en écoula un liquide jaune verdâtre que la malade compare au mucus nasal et partant bien différent de celui des abcès. Dix jours avant l'entrée de la malade, l'ouverture se ferma, mais il s'en établit une autre un peu plus à gauche et au-dessus de la première.

Voici dans quel état vous trouverez aujourd'hui la malade : à deux centimètres environ au-dessus de la fourchette sternale, on voit une petite plaque rougeâtre au milieu de laquelle se trouvent deux ouvertures: l'une, actuellement cicatrisée, est située un peu à droite de la ligne médiane et répond au tendon du sterno-mastoïdien droit ;

l'autre, située un peu plus à gauche, en dedans du tendon sterno-mastoïdien gauche, a l'aspect d'une petite ulcération circulaire de 2 millimètres de diamètre, à fleur de peau, sans bords décollés, et donne issue à un liquide particulier.

Ce liquide, et j'insiste beaucoup sur ce fait, ne présente pas les caractères ordinaires du pus ; il est filant et absolument semblable à du mucus nasal. Parfois, l'ouverture se ferme momentanément par la formation d'une croûte, le liquide s'accumule derrière cet obstacle et lorsque la croûte se détache il s'écoule en plus grande quantité, ce qui permet de mieux étudier ses caractères.

Si l'on cherche à se rendre compte, par le palper, des connexions de cette ouverture avec les parties voisines, on constate que de l'orifice cutané, part un cordon dur et résistant gros comme une plume de corbeau, se dirigeant de bas en haut au-dessous des téguments, et remontant obliquement jusque vers la partie droite du corps de l'os hyoïde où il adhère.

Cette adhérence pouvait d'ailleurs être soupçonnée à simple vue ; en effet, si l'on engage la malade à exécuter, des mouvements de déglutition, l'ouverture cutanée paraît attirée vers le haut ; elle se déprime et se fronce à chaque mouvement du larynx, ce qui indique que cette ouverture est reliée à cet organe. Nous devions nous demander si ce cordon est creux ou s'il s'agit simplement d'une bride fibreuse. Le cathétérisme nous a permis de reconnaître que le trajet est creux, cependant je dois vous faire remarquer que si l'on se contentait d'explorer le trajet avec un stylet, on pourrait croire qu'il n'a qu'un centimètre et demi de longueur, ce qui est inexact. Il faut se servir d'un instrument flexible, d'une petite bougie uréthrale ; avec cet instrument nous avons pu pénétrer jusqu'au côté droit de l'os hyoïde, c'est-à-dire dans une étendue de quatre centimètres et demi. Nous sommes donc en mesure d'affirmer qu'il existe un canal creux, véritable trajet fistuleux étendu depuis l'ouverture cutanée jusqu'à la partie latérale droite du corps de l'os hyoïde. Quelle est la nature de ce trajet fistuleux ?

On pourrait tout d'abord songer à une fistule ganglionnaire, résultant de la fonte purulente d'un ganglion, en raison de la présence du trajet fistuleux que nous avons constaté. Mais il faudrait admettre que le ganglion suppuré est situé au niveau de l'os hyoïde et je n'en connais pas dans ce point; de plus, les abcès ganglionnaires ne parcourent pas un trajet aussi long ; les phénomènes inflammatoires ont manqué. Enfin, au lieu du liquide séro-purulent qui s'écoule d'ordinaire des fistules ganglionnaires, la fistule que nous avons sous les yeux donne issue à une sécrétion visqueuse, analogue à du mucus nasal.

D'autre part, en raison du long trajet, de l'adhérence du cordon à l'os hyoïde, on pourrait encore supposer une lésion de l'os hyoïde, du thyroïde ayant déterminé un abcès ossifluent, mais il faut écarter cette hypothèse. Aucun signe ne peut faire soupçonner une lésion de l'hyoïde ou du thyroïde, il n'y a ni douleur, ni gonflement, ni troubles fonctionnels en rapport avec l'existence d'une laryngite scrofuleuse ou syphilitique Ici encore, le liquide aurait les caractères du pus et non ceux d'un mucus spécial.

En raison du voisinage des cavités laryngienne et pharyngienne, on doit rechercher si le trajet ne communique pas avec l'une d'elles Si ce trajet fistuleux s'ouvrait supérieurement dans le larynx ou dans la trachée, le passage de l'air par l'orifice cutané révèlerait son origine.

Pour savoir si la fistule communique avec la cavité pharyngienne, il faut pratiquer une injection, et se servir, à cet effet, de substances sapides et colorées; la teinture d'iode étendue d'eau atteint ce double but. J'ai fait, à plusieurs reprises, cette injection après avoir introduit une petite sonde en gomme dans le trajet fistuleux aussi loin que possible, mais le résultat, je dois l'avouer, n'a pas été absolument démonstratif.

La malade accuse bien une sensation particulière dans la bouche ; mais malgré mes efforts, je n'ai jamais pu faire parvenir le liquide iodé dans l'intérieur de la cavité buccale ; l'injection ne détermine ni mouvement de déglutition, ni accès de toux.

Pour compléter autant que possible cet examen, j'ai eu recours à l'exploration laryngoscopique qui ne m'a révélé aucune condition anormale ; la muqueuse pharyngienne présente sa couleur normale et n'offre pas de trace du contact de la teinture d'iode. Je laisse donc jusqu'à nouvel ordre cette partie du diagnostic indécise.

Supposons qu'il existe une communication avec le pharynx, il nous reste à déterminer comment le trajet fistuleux s'est produit et quelle est la nature de cette singulière fistule pharyngienne qui s'est établie insidieusement, spontanément et sans être précédée ni suivie d'aucun trouble fonctionnel du côté du pharynx.

Or, il s'agit, Messieurs, dans le cas que vous avez sous les yeux, d'une fistule congénitale, et comme l'apparition de cette fistule congénitale chez un enfant de 14 ans pourrait vous surprendre, je tiens à vous rappeler ce qu'il faut entendre par ce mot d'affection congénitale Le plus souvent ces affections existent au moment de la naissance, mais elles peuvent aussi n'apparaître que plus tard, à 15, 20, 25 ans.

Exemple : Une hernie inguinale congénitale peut se produire vers 15, 20, 25 ans, sur un sujet qui n'avait rien présenté jusque-là.

Voici comment les choses se passent: vous savez tous que chez le fœtus la tunique vaginale et le péritoine communiquent librement ensemble, mais qu'à la naissance il y a oblitération du canal péritonéo-funiculaire et séparation des deux cavités, péritonéale et vaginale. Supposez une persistance de ce canal intermédiaire qui parfois n'est pas plus gros qu'une plume de corbeau et est insuffisant pour laisser passer les viscères ; rien ne peut faire soupçonner à l'extérieur l'existence de cette condition anormale, de ce vice congénital jusqu'au jour où, à la suite d'un effort, le canal se dilate et la *hernie* se produit dans la tunique vaginale. Cette hernie est dite *congénitale*, quoiqu'elle n'ait pas existé au moment de la naissance, par la raison qu'elle résulte de la persistance d'un état transitoire chez le fœtus.

Ne soyez donc pas surpris de me voir admettre, chez notre jeune malade une fistule congénitale qui ne se serait produite qu'à l'âge de 14 ans. Il me reste, maintenant, à vous faire comprendre comment se forment les fistules congénitales du cou, et pour cela je dois vous rappeler, en quelques mots, le mode de développement du cou.

Dans les premiers jours, l'embryon représente assez exactement la forme d'une nacelle dont les parties latérales s'incurvent en avant et ne tardent pas à se réunir sur la ligne médiane pour fermer le corps de l'embryon. Cette réunion s'opère de très-bonne heure dans les parties situées au-dessous du capuchon céphalique, parties aux dépens desquelles se développeront, par une série de métamorphoses, la face et le cou.

L'apparition et la disparition successives des fentes et arcs branchiaux constituent les premiers phénomènes.

Dans l'épaisseur des lamelles membraneuses (lames viscérales ou ventrales), qui ferment en avant le corps de l'embryon, on voit apparaître successivement de haut en bas des dépôts de blastème affectant la forme de lignes ou d'arcs parallèles, qui partent de la base de la capsule crânienne et convergent rapidement vers la ligne médiane. Ces dépôts de blastème ne tardent pas à être séparés les uns des autres, par suite de la disparition de la substance intermédiaire, par une série de fentes ; en sorte que vers la fin du premier mois, il existe de chaque côté une série de quatre arcs parallèles séparés par trois fentes, et qui, en se réunissant sur la ligne médiane, ferment la partie antérieure du corps de l'embryon. Or, à ce moment, cette partie est creusée d'une vaste cavité qui n'est autre que la cavité pharyngienne, laquelle communique librement à l'extérieur en avant et de chaque côté par les trois fentes que nous venons de signaler. Cette disposition rappelle, lorsqu'on examine le pharynx par sa partie postérieure, l'appareil branchial des poissons, d'où le nom de *fentes branchiales* et d'*arcs branchiaux* donné aux fentes et aux dépôts de blastème que nous avons décrits. Les métamorphoses successives, par suite desquelles les fentes et les arcs branchiaux donneront lieu au développement des parties molles et du squelette de la face et du cou ne nous intéressent pas pour le moment.

Tout en vous signalant incidemment ce qui trouve ici son application, que l'union du deuxième et du troisième arc branchial donne naissance à l'os hyoïde, je me borne à vous rappeler que les fentes et les arcs branchiaux disparaissent rapidement et que, vers la fin du second mois, il n'existe plus trace de cet état transitoire, durant lequel la cavité du pharynx communiquait à l'extérieur.

Mais, si par une cause jusqu'ici inconnue, comme le sont les causes des arrêts de développement, *l'occlusion* d'une fente branchiale ne se fait pas complétement, on pourra voir persister un trajet anormal doublé d'une membrane muqueuse et établissant une communication entre la cavité pharyngieuse et l'extérieur. L'arrêt de développement d'où résulte la formation de ce trajet, peut d'ailleurs présenter divers degrés. Tantôt, *l'occlusion* a complétement manqué dans un point de la fente branchiale, il existe un trajet complet aboutissant à la peau d'une part, ouvert dans le pharynx d'autre part, et l'on conçoit, que ce trajet puisse être assez long, les ouvertures tendant à s'éloigner par suite du développement du cou.

Tantôt l'occlusion s'est faite du côté du pharynx et le trajet qui persiste à travers une certaine étendue des parties molles, vient s'ouvrir à la peau, mais il n'y a pas de communication avec la cavité pharyngienne. Tantôt, enfin, la fente branchiale s'étant oblitérée du côté des téguments, a laissé un trajet qui s'ouvre dans le .pharynx. Ces trois variétés de fistules congénitales ou de fistules branchiales, comme on les appelle pour rappeler leur origine, ont reçu les noms de fistules *complètes, borgnes externes* et *borgnes internes*, ces dernières sont de toutes les plus rares.

Le plus ordinairement les fistules branchiales, quelle que soit leur variété, existent au moment de la naissance. Mais, dans quelques cas très-rares, elles peuvent ne se montrer qu'à une période plus ou moins éloignée. Cette apparition tardive n'est pas mentionnée par les auteurs. Voici comment on peut l'expliquer : Supposez qu'une fente branchiale, imparfaitement fermée et laissant un trajet perméable, s'oblitère néanmoins, soit aux deux extrémités de ce trajet, soit seulement du côté de son ouverture cutanée ; l'existence de ce trajet creusé dans l'épaisseur des parties molles du cou, ne se révèle par aucun signe au moment de la naissance, mais comme il est revêtu d'une muqueuse, les produits sécrétés par cette membrane, dont la quantité peut s'accroître sous une influence quelconque, s'accumuleront dans ce conduit anormal, le distendront et finiront par constituer une sorte de kyste dont l'ouverture sera suivie d'une fistule qui, par son mode de développement et ses caractères, doit être désignée sous le nom de fistule branchiale. Cette variété de fistule branchiale, consécutive à l'ouverture d'un kyste qui mériterait également le nom de kyste branchial, paraît assez rare, et je ne l'ai vue mentionnée nulle part. La jeune fille actuellement dans nos salles vous en montre certainement un exemple, et la petite tumeur qu'elle portait au-dessus de la fourchette sternale et que les badigeonnages iodés ont irrité et fait ouvrir, était un véritable kyste branchial.

J'ai vu et cité, dans mon livre, un cas tout à fait analogue : un soldat de 20 ans que j'ai observé, il y a sept ans, quand j'étais chargé d'un service à l'hôpital Beaujon, présentait au-dessus du sternum une tumeur fluctuante, grosse comme une noisette, prolongée supérieurement par un cordon canaliculé qui remontait jusqu'à l'os hyoïde. Le liquide refluait de la poche inférieure dans le conduit canaliculé et *vice versa*. Il est évident que si l'on avait ouvert la petite poche kystique on aurait donné naissance à une fistule branchiale.

J'ai suffisamment insisté sur les symptômes observés chez notre malade et sur les moyens d'établir le diagnostic pour n'avoir pas besoin d'y revenir. Rappelez-vous que le diagnostic repose sur ces trois faits : 1° Existence d'un cordon dur reliant la fistule à l'os hyoïde et siégeant le plus souvent à droite qu'à gauche ; 2° la possibilité de parcourir avec un instrument délié toute l'étendue de ce trajet ;

enfin, 3° la nature de la sécrétion fournie par ce trajet et qui se rapproche des caractères du mucus nasal ou de la salive.

Il resterait un dernier point de diagnostic à établir, c'est de savoir si la fistule communique ou ne communique pas avec le pharynx, si, en un mot, elle est complète ou borgne externe. Les injections avec la teinture d'iode, comme vous m'avez vu les pratiquer, jugeront la question, du moins pour les cas où cette communication est large et facile, seule considération importante au point de vue du pronostic et du traitement. Dans notre cas particulier, je vous rappelle que le résultat des injections a été sinon négatif au moins douteux, si bien que la communication avec le pharynx, si tant est qu'elle existe, doit être extrêmement étroite, et cette notion nous suffit.

Quant au pronostic, il n'a rien de grave pour la vie; on a vu exceptionnellement apparaître des troubles de la déglutition et de la respiration. La seule gravité de l'affection réside dans la difficulté de la guérison et dans la nécessité d'une intervention chirurgicale assez sérieuse; car en elle-même, elle ne constitue ordinairement qu'une difformité et une gêne résultant des soins de propreté constants qu'elle exige.

Les fistules branchiales revêtues d'une membrane tégumentaire, n'ont aucune tendance à guérir spontanément, et leur oblitération exige que l'on détruise complétement et exactement le trajet muqueux. Les injections caustiques, la cautérisation avec le fil galvano-caustique, ont pu réussir parfois, mais elles échouent le plus souvent, et peuvent déterminer des accidents inflammatoires graves. Je vous conseille néanmoins de tenter les injections irritantes qui d'ailleurs conviennent seules dans les cas de fistules complètes, car elles ont pu amener au moins la transformation d'une fistule complète en fistule borgne externe; mais lorsque la fistule persiste, il convient d'avoir recours à une intervention plus radicale, qui consiste à enlever complétement le trajet fistuleux. Je mets cependant une restriction à ce précepte: c'est lorsqu'il s'agit d'une fistule fran-

chement complète. Dans ce cas, il vaut mieux s'abstenir.
Lorsque vous vous déciderez à opérer une fistule branchiale, il faut le faire d'une manière radicale, mettre le
trajet à nu dans toute sa longueur, et atteindre sa limite
supérieure, ce qui ne serait pas réalisable, si la fistule
communiquait librement avec le pharynx.

M. Sarazin (*Dictionnaire des sciences médicales pra-
tiques*) conseille d'introduire une petite sonde dans le
trajet pour le distendre, et en faciliter la dissection. Après
avoir incisé la peau, on dissèque la sonde et le trajet, et on
résèque les deux ensemble.

C'est cette opération que je me propose de pratiquer
chez notre malade, afin de lui éviter les longueurs d'un
autre traitement qui resterait probablement sans résultat.

VINGT-CINQUIÈME LEÇON

Sarcome du nerf cubital.

Messieurs,

Vous venez de voir au n° 29 de la salle Saint-Augustin
un homme âgé de 49 ans, exerçant la profession de cor-
donnier, et qui est entré dans notre service pour une petite tumeur, qu'il porte à la région postérieure du coude
Ce malade, il y a trois ans, en se heurtant légèrement le
coude contre le dossier de sa chaise, ressentit dans la gouttière du cubital, une douleur assez vive, qui lui fit porter
instinctivement la main au niveau du point douloureux et
constater la présence d'une petite tumeur arrondie, un peu
mobile, du volume d'une lentille. La découverte de cette
petite tumeur fut pour le malade, comme vous le voyez,
toute fortuite ; mais à partir de cette époque, son attention
étant attirée de ce côté, il remarqua que toute pression
volontaire ou accidentelle, même légère, était l'occasion
d'une douleur assez intense, qui, limitée dans les premiers
temps à la région occupée par la tumeur, s'accompagna
plus tard de quelques phénomènes d'engourdissement du
côté du petit doigt. Il y a un an, la tumeur ayant un peu
augmenté de volume et les phénomènes douloureux étant
devenus plus intenses, le malade vint demander une con-
sultation à l'hôpital. On lui proposa d'enlever cette tumeur;
mais il refusa l'opération qu'il réclame aujourd'hui, en raison de l'accroissement continu de ses douleurs.

En examinant le malade, on trouve à la région postéｌｉｅｕｒｅ du coude droit, dans la gouttière du cubital, mais plus rapprochée de l'épitrochlée que de l'olécrâne, une petite tumeur du volume d'un très-gros pois, arrondie, un peu inégale et irrégulière à sa surface. Elle est assez mobile dans le sens transversal, tandis que les mouvements qu'on cherche à lui imprimer dans le sens longitudinal, ne parviennent qu'à la déplacer fort peu. La peau qui la recouvre est intacte et ne présente aucune altération quelconque dans sa mobilité, sa consistance et sa couleur. La petite tumeur paraît dure, douée d'une certaine élasticité et donne une sensation analogue à celle qu'on obtient en palpant une tumeur fibreuse. Mais ce qui constitue son caractère le plus important, c'est la sensibilité particulière dont elle est douée ; dès qu'on la touche même légèrement, le malade éprouve une douleur intense localisée à son niveau ; si on augmente la pression, la douleur locale augmente, mais s'accompagne en outre d'engourdissement douloureux dans la direction connue du nerf cubital et s'étendant jusqu'au petit doigt. Le malade, de son propre mouvement, décrit fort bien le siége et les différentes formes de cette douleur, qu'il compare exactement à ces sensations particulières qu'on éprouve lorsque le cubital se trouve froissé par un choc accidentel sur le coude. Cependant, il est bon de noter que les irradiations douloureuses n'atteignent jamais le côté interne de l'annulaire et restent toujours bornées au petit doigt.

Outre ces douleurs, nées sous l'influence d'une pression accidentelle, le malade, depuis environ un an, ressent parfois des douleurs spontanées au niveau du coude. Elles se montrent généralement à la suite d'un travail prolongé ou d'une extension un peu forcée de l'avant-bras sur le bras, mais, et nous insistons sur ce fait, elles restent locales et n'irradient jamais le long du trajet du nerf cubital.

Lorsque j'ai examiné le malade, j'ai recherché attentivement s'il y avait, du côté de l'avant-bras et de la main, quelque trouble de la sensibilité cutanée, phénomènes si fréquents dans les lésions des nerfs ; je n'ai pu constater aucune trace d'hyperesthésie, ni d'anesthésie. La contractilité musculaire est également intacte ; tous les muscles innervés par le nerf cubital : la moitié interne du fléchisseur profond des doigts, le cubital antérieur, les muscles de l'éminence hypothénar, les muscles interosseux et l'adducteur du pouce paraissent se contracter normalement ; du reste, le malade n'accuse aucune diminution de sa force musculaire dans ce bras. Enfin, disons pour terminer, que nous n'avons pu constater aucune tumeur analogue dans d'autres parties du corps et que la santé générale du malade est excellente.

Sous quelle influence s'est développée cette petite tumeur ? Nous ne pouvons le dire ; elle paraît être née spontanément et n'avoir été la conséquence d'aucune action traumatique ou autre. De même, la profession du malade ne peut nous donner l'explication de son apparition.

Le siége de la tumeur, les symptômes particuliers de sensibilité réveillés par son moindre attouchement, les irradiations douloureuses bornées au trajet du nerf cubital, font immédiatement supposer l'existence d'une tumeur développée sur ce cordon nerveux et songer à l'existence d'un névrome.

Mais, que doit-on entendre par ce terme de névrome ? Au point de vue purement clinique, on a longtemps désigné, et on désigne encore sous ce nom, toute tumeur d'un nerf ou en rapport avec un nerf. Mais, si le mot névrome ne veut rien dire de plus que « tumeur d'un nerf », c'est un mot inutile et même malheureux, en ce sens qu'il établit une confusion regrettable entre la nomenclature clinique et la terminologie histologique. L'usage de ce terme en clinique est donc un abus de langage, et il serait utile de réserver le nom de névrome exclusivement aux tumeurs constituées par des éléments nerveux de formation nouvelle.

Le névrome vrai est constitué par des éléments nerveux de nouvelle formation, cellules grises ou tubes nerveux. De là, deux espèces distinctes de névromes vrais : 1º les *névromes cellulaires*; 2º les *névromes fasciculés* ou *à tubes*. Les névromes à cellules ne se rencontrent guère que dans les centres nerveux, encéphale et moelle ; aussi, au point de vue chirurgical, présentent-ils fort peu d'intérêt. Nous n'avons donc à nous occuper que des névromes fasciculés. On en distingue déux variétés : A) les névromes renfermant des tubes à moelle ou *névromes myéliniques*; B) les névromes ne contenant que des tubes sans moelle ou *névromes amyéliniques*.

La première variété, celle des névrômes myéliniques, est excessivement rare. Ils ne se rencontrent guère que dans les moignons d'amputation, au niveau des points où les nerfs ont été sectionnés. Il est, en effet, assez fréquent de voir dans ces cas, un renflement des nerfs sectionnés dû à la prolifération des éléments fasciculés du nerf. Mais, cette espèce de névrome, ne se montrant presque jamais sur la continuité d'un nerf, n'a aucun rapport avec les névromes dont je m'occupe aujourd'hui.

La seconde variété, au contraire, les *névromes amyéliniques*, c'est-à-dire dans lesquels il n'entre que des fibres de Remak, dépourvues de moelle, sont assez fréquemment rencontrés sur le trajet des nerfs. Leur structure histologique ne paraît pas encore complétement déterminée. Regardés par quelques auteurs comme formés par des éléments nerveux, ils ont été considérés par d'autres comme de simples fibromes contenant des rudiments de tubes nerveux. A côté des névromes vrais dont l'histoire laisse encore, comme vous le voyez, bien des obscurités, au moins pour le névrome amyélinique, le seul qui nous intéresse, je dois vous signaler l'existence d'autres tumeurs développées sur le trajet des nerfs et constituées par des *fibromes*, des *sarcomes*, des *myxomes* et même des *carcinomes*.

Or, il est le plus souvent fort difficile, en clinique, de se prononcer d'avance sur la véritable nature d'une tumeur développée sur un nerf.

Au point de vue du diagnostic, dans le cas qui nous occupe, je ne puis affirmer dès maintenant avec certitude la constitution histologique de la petite tumeur que j'enlèverai dans un instant. Pourtant, il est quelques considérations particulières qui me font supposer que, dans ce cas, nous avons affaire à un fibrome. Je vais vous en donner les raisons : En premier lieu, les fibromes sont de toutes les tumeurs des nerfs les plus fréquentes ; en second lieu, il est différents genres de tumeurs que nous pouvons éliminer dès à présent, en raison de la marche qu'a suivie la tumeur. En effet, le malade nous apprend qu'il y a trois ans, elle était grosse comme une petite lentille ; actuellement, vous l'avez vu, elle ne dépasse pas le volume d'un gros pois. Cette marche, essentiellement lente, me permet d'éliminer d'emblée l'idée d'un carcinome et, pour les mêmes raisons, celles d'un myxome ou d'un sarcome. Il ne nous reste donc plus d'hésitation qu'entre un fibrome ou un névrome amyélinique, diagnostic impossible à faire au lit du malade, puisque même histologiquement la distinction, ainsi que je vous l'ai dit, paraît extrêmement difficile.

Une autre question doit être soulevée à l'occasion de cette tumeur. Quels sont les rapports qu'elle affecte avec le nerf cubital ? N'a-t-elle avec le nerf que des rapports de contact, lui est-elle périphérique, ou s'est-elle développée au centre du cordon nerveux en dissociant ses fibres ? Cette question est importante à résoudre au point de vue chirurgical, car si la tumeur était développée au centre du nerf, il serait très-difficile d'en opérer l'extraction sans couper le tronc nerveux ; si, au contraire, elle était périphérique, on pourrait l'enlever sans presque toucher au nerf.

Autant qu'il est permis de se prononcer sur ce point délicat, j'ai tout lieu de croire qu'elle est périphérique et voici mes raisons : La tumeur, vous vous le rappelez, est très-douloureuse au toucher et la moindre pression détermine immédiatement, outre une douleur intense au niveau du coude, des engourdissements dans la sphère de distribution du nerf cubital. Mais vous avez remarqué aussi que le doigt annulaire échappe à ces irradiations, ce qui semble faire supposer qu'une partie de ce nerf est en dehors de la tumeur et que les filets du cubital qui se rendent à l'annulaire sont épargnés, à moins que l'on admette l'existence d'une anomalie anatomique dans la distribution du nerf cubital.

D'un autre côté, les douleurs spontanées chez notre malade, sont très-rares, peu intenses et ne se montrent guère qu'à la suite d'un travail prolongé, d'une fatigue du membre et quelquefois sous l'influence d'une extension exagérée de l'avant-bras sur le bras. Elles sont toujours restées localisées au coude et ne se sont jamais étendues le long de l'avant-bras et de la main.

Ces raisons, ajoutées à celles que je puis tirer de l'absence de troubles trophiques, de l'absence de troubles de la sensibilité cutanée, et de la persistance de la contractilité musculaire dans tous les muscles innervés par le nerf cubital, me font présumer que la tumeur est périphérique, et en quelque sorte simplement accolée au nerf. J'en tire la conclusion que, vraisemblablement, l'opération sera simple et n'entraînera la section que d'un petit nombre de filets nerveux. Le pronostic sera donc bénin. Du reste, à supposer que nous atteignions ce nerf dans quelques-unes de ses parties, les conséquences en seraient bien moins graves que si nous avions affaire à une tumeur développée sur le nerf médian, qui préside à la motilité de presque tous les doigts.

Pour pratiquer l'extirpation de cette tumeur, nous allons endormir le malade et appliquer l'appareil d'Esmarck, de manière à ne pas être gêné par le sang. Si, elle est simplement périphérique au nerf, je n'aurai qu'à l'en séparer délicatement ; si au contraire, ce que je ne pense pas, elle se prolonge dans l'épaisseur du cordon nerveux, je tâcherai de l'énucléer en dissociant les fibres nerveuses, de manière à conserver le plus possible intact le nerf cubital.

Nota. — L'opération faite comme il a été dit, a permis de découvrir une petite tumeur grosse comme un gros pois, située au côté antéro-externe du nerf cubital, qu'elle refoulait en arrière et en dedans. Elle n'adhérait au cordon nerveux à sa partie antérieure, que par un petit pont fibreux. Cette petite tumeur était blanchâtre, assez vasculaire à sa surface ; à la coupe, elle représentait l'aspéct d'un fibrome un peu ramolli ou même d'un sarcome. L'examen histologique,fait au Collége de France,a appris qu'elle était constituée par du tissu sarcomateux, sans mélange d'éléments nerveux — La plaie du coude s'est cicatrisée rapidement et le malade depuis l'opération, n'a ressenti aucune douleur du côté du coude et du petit doigt.

VINGT-SIXIEME LEÇON

Fractures graves de jambe.

Messieurs,

Le hasard a réuni dans nos salles, ces jours derniers, trois malades atteints de fracture de jambe compliquées de plaie ou tout au moins, pour l'un d'eux, de désordres considérables. Comme, dans votre pratique, vous aurez fréquemment l'occasion de rencontrer des cas semblables, je crois utile de vous entretenir de ces fractures et des indications, pronostiques et thérapeutiques qui s'y rattachent. Elles sont souvent, en effet, de nature à mettre le chirurgien dans l'embarras.

Chez nos trois malades (deux hommes et une femme), la fracture atteint les deux os de la jambe et siége à leur partie moyenne, ou plutôt à l'union de leurs deux tiers supérieurs avec leur tiers inférieur. Chez deux d'entre eux, la fracture est compliquée de plaie ; chez l'autre, quoique cette complication n'existe pas, la fracture n'en présente pas moins une gravité exceptionnelle, en raison des habitudes alcooliques du malade et de la dilacération énorme des parties molles au-dessous de la peau restée intacte.

Les fractures de jambe, vous le savez, peuvent se produire par cause directe ou par cause indirecte. Dans le premier cas, l'os se brise au point même où il est atteint par le corps vulnérant; dans le second cas, au contraire, il est brisé par deux forces opposées agissant à ses deux extrémités et tendant à le faire céder à sa partie moyenne.

Le plus souvent les fractures de jambe par cause indirecte surviennent de la manière suivante : l'homme tombe, et au moment de la chute, les os de la jambe subissent un mouvement de torsion qui les fait porter à faux à leurs deux extrémités et qui les brise à leur partie moyenne, à la manière d'un morceau de bois que l'on tord avec force. D'autres fois, c'est le corps qui subit le mouvement de rotation, tandis que le pied reste fixé dans une rainure du sol ou un défaut du pavé.

C'est par un de ces mécanismes qu'est survenue la fracture de jambe chez la femme couchée au n° 63 de la salle Sainte-Marthe. En descendant son escalier, elle a fait un faux pas, son pied s'est tordu et elle est tombée assise sur sa jambe. — Chez le n° 36 de la salle Saint-Augustin, le mécanisme semble avoir dû être le même, si ce n'est qu'il est tombé du haut de sa voiture. Nous n'avons pas pu, cependant, obtenir de détails très-explicites sur les circonstances qui ont accompagné sa chute.

Quant au malade couché au n° 65 de la salle Saint-Augustin, il présente un type de fracture directe. En effet, étant en état d'ivresse, il est tombé de sa voiture et la roue, lui passant sur la jambe, a déterminé un écrasement des os.

Je vous ai dit que, chez deux de nos malades, la fracture est compliquée de plaie. Vous n'ignorez pas que cette complication aggrave singulièrement le pronostic des fractures, mais il importe aussi de savoir que la gravité de cette complication est également subordonnée au mode de production de la plaie et qu'elle varie suivant que celle-ci résulte d'un traumatisme direct ou indirect.

Dans les fractures indirectes, au moment où l'homme tombe et se fracture la jambe, le fragment supérieur du tibia, le plus souvent taillé obliquement, agit à la façon d'un instrument acéré et perfore les parties molles de dedans en dehors. Parfois, il vient faire saillie à l'extérieur et dans quelques cas même, l'impulsion communiquée à ce fragment, peut être assez forte pour qu'il s'implante dans le sol. La perforation de la peau peut encore se produire dans une fracture de jambe, primitivement simple, lorsque le blessé après sa chute, cherche à se relever; l'extrémité acérée du tibia, abaissée par le poids du corps, perfore la peau et vient sortir à l'extérieur. Cet accident se montre fréquemment chez les individus qui, au moment de l'accident, sont en état d'ivresse.

Dans les fractures de cause directe, la plaie est produite de dehors en dedans et s'accompagne d'une attrition plus ou moins considérable de la peau et des parties molles sous-jacentes. Qu'il s'agisse d'un corps vulnérant venant frapper le membre, ou d'une roue de voiture qui l'écrase, les téguments fortement comprimés, contus, se déchirent dans une étendue variable, le tissu cellulaire, l'aponévrose, les muscles, les vaisseaux et les nerfs sont plus ou moins dilacérés.

De ces notions sur le mécanisme de la fracture de jambe avec plaies, je veux tirer, au point de vue pratique, la conséquence suivante : c'est que, dans la fracture indirecte avec plaie produite de dedans en dehors, la solution de continuité des parties molles, étant généralement petite et s'accompagnant de délabrements peu étendus peut se comporter comme une plaie simple, tandis que, dans la fracture par cause directe, les effets de la violence extérieure, s'ajoutant nécessairement à ceux de la solution de continuité osseuse, on doit craindre que la contusion violente de la peau et des parties molles sous-jacentes et parfois même la déchirure des muscles, des vaisseaux et des nerfs, ne déterminent ultérieurement des phlegmons diffus ou même une gangrène plus ou moins étendue du membre.

Chez nos trois malades, la fracture siége à l'union du tiers inférieur avec les deux tiers supérieurs de la jambe, et présente une coupe oblique dirigée de haut en bas et de dehors en dedans. Cette disposition, que l'on a désignée sous les noms de fracture oblique, en bec de flûte, peut s'expliquer un peu d'après la direction des fibres osseuses du tibia qui présentent, en effet, une disposition analogue. Ces particularités du trait de fracture rendent compte de la facilité avec laquelle se produisent les déplacements du fragment supérieur du tibia qui se porte d'habitude en avant et en dedans. Quant à la fracture du péroné, elle est tout à fait accessoire et ne change en rien la physionomie de la lésion principale. Aussi, pouvons-nous la passer sous silence.

La fracture du tibia présente, parfois, la forme d'un V alternatif sur les deux fragments. Ces fractures, décrites par M. Gosselin, sous le nom de fracture en V du tibia, sont d'un grand intérêt au point de vue anatomo-pathologique, parce qu'il existe fréquemment sur le fragment inférieur une fissure ou félure qui, partant du sommet du V, vient contourner en spirale la face interne du tibia et pénétrer dans l'articulation tibio-tarsienne. Ces fractures sont graves en ce qu'elles s'accompagnent très-souvent de l'attrition de la substance médullaire de l'os et exposent le malade à tous les accidents d'une arthrite tibio-tarsienne et d'une ostéo-myélite suppurée. Malheureusement, cette fissure n'étant pas révélée par les signes physiques, son diagnostic est impossible.

Nous avons dit que l'obliquité du fragment supérieur du tibia, expose le malade à une perforation complète des parties molles de la jambe, soit au moment de l'accident, soit lorsque le blessé, cherchant à se relever, appuie de tout le poids de son corps sur le fragment supérieur et l'abaisse assez fortement pour perforer la peau. Quelquefois l'abaissement est moins prononcé et l'on peut observer le simple soulèvement des téguments avec saillie du fragment, sensible à travers la peau à la partie interne et antérieure de la jambe. C'est ce que vous pouvez constater chez le malade couché au n° 36 de la salle Saint-Augustin. Dans ce cas, nous ne savons pas exactement comment les choses se sont passées et quel est le mécanisme exact de la fracture. Nous ne pouvons dire, d'une manière certaine, si nous avons affaire à une fracture directe ou à une fracture indirecte. Ce qui est certain, c'est que cet homme, au moment de l'accident, était en état d'ivresse ; aussi est-il vraisemblable qu'après l'accident il s'est agité considérablement, qu'il a fait de grands efforts pour se relever, et que, probablement, les extrémités des fragments, sous cette influence, ont dilacéré tous les tissus et amené l'ecchymose et les contusions étendues que nous avons constatées. La fracture, dans ce cas, quoiqu'elle ne soit pas compliquée de plaie, peut devenir aussi grave que celle de nos deux autres malades La pointe du fragment supérieur peut venir, d'un moment à l'autre, traverser la peau, directement ou à la suite d'une petite eschare que la pression aura fait naître, et transformer une fracture d'apparence simple en une fracture des plus compliquées.

Il n'est pas rare de constater, dans les fractures par cause directe , la présence d'esquilles osseuses. Ces frágments d'os, reliés le plus souvent les uns aux autres par des débris de périoste, peuvent, en s'interposant entre les fragments,opposer une résistance invincible à la réduction complète. Le n° 36 nous offre un exemple de cette complication.Nous avons,en effet,constaté par la palpation, chez ce malade, la présence dans le foyer de la fracture, d'un fragment osseux isolé et mobile. Ces fractures comminutives, même non compliquées de plaie extérieure,doivent toujours être considérées comme très-graves.

Dans les fractures compliquées de jambe, on peut observer tous les intermédiaires entre les plaies les plus petites et les plus étendues. Quoique généralement la gravité du pronostic augmente avec l'étendue des lésions cutanées, une plaie même très-petite pouvant coexister avec des délabrements considérables des tissus sous-jacents peut devenir dans certains cas très-dangereuse. La femme couchée au n° 63 de la salle Sainte-Marthe en est un exemple. Quoique la plaie de la jambe admît à peine l'extrémité d'un stylet, nous avons failli voir survenir chez elle, les accidents les plus graves des fractures compliquées. Cependant, dans les fractures indirectes avec plaie, le foyer de la fracture est en général relativement circonscrit et limité autour des fragments osseux ; il se peut faire même, qu'à part les tissus directement embrochés par le fragment saillant, les parties voisines soient restées relativement saines. C'est pour cela que le plus souvent les accidents dans les fractures indirectes ne sont pas à comparer avec l'intensité de ceux qui surviennent à la suite des fractures directes. En effet, dans ces dernières, que la solution de continuité osseuse ait été produite par le passage d'une roue de voiture ou quelque autre agent vulnérant très-lourd, les tissus ont été tiraillés, comprimés, contus, la peau est déchirée et toutes les parties molles sont le siége d'une infiltration sanguine plus ou moins étendue. Sous la peau, la réparation de ces lésions pourrait encore se faire, mais cela n'est plus possible quand ces tissus, altérés, sont exposés au contact de l'air. Ils s'enflamment et l'on voit survenir des phlegmons diffus qui envahissent peu à peu tout le membre ; l'inflammation suppurative se propage au foyer de la fracture, c'est-à-dire à l'os, et, quelquefois à l'articulation tibio-tarsienne ; une ostéo-myélite, une arthrite, se montrent, et bientôt le malade est emporté par une suppuration interminable ou par pyohémie. D'autres fois, les désordres produits dans les parties molles par l'agent vulnérant sont assez considérables pour qu'on voie survenir peu de temps après l'accident, la gangrène d'une partie plus ou moins étendue du membre fracturé. Un exemple nous en est donné par le malade couché au n° 65 de la salle Saint-Augustin. Il est entré il y a quatre jours avec une fracture compliquée d'attrition considérable des parties molles, et quoique dans ce cas, la lésion des os soit relativement moins grave que chez nos deux autres malades, le délabrement des tissus a été porté si loin, qu'aujourd'hui déjà vous avez pu constater une gangrène étendue à toute la moitié inférieure de la jambe. Cet exemple vous montre bien la gravité particulière des fractures par cause directe. Que votre pronostic soit donc toujours grave, quand il s'agit d'une fracture directe compliquée de plaie. Mais à côté de cela, il y a bien d'autres considérations à mettre en ligne au point de vue du pronostic. Pour ce qui a rapport à l'âge des malades, chacun sait, que les fractures sont moins graves chez les sujets jeunes que chez les sujets âgés. A ce point de vue, nos malades sont dans des conditions relativement mauvaises, puisqu'ils ont tous trois dépassé la

quarantaine et même deux d'entre eux la cinquantaine.
Le chirurgien doit aussi tenir compte de l'état de santé antérieure des malades, de leur épuisement par des travaux
fatigants, de leur séjour dans un hôpital chargé d'émana-
tions nocives, toutes conditions défavorables à une guérison rapide et qui les disposent aux accidents de la suppuration.

Mais de toutes les *causes* qui peuvent avoir une influence
fâcheuse sur la guérison des fractures, l'alcoolisme est une
des conditions les plus défavorables. Il est, en effet, fréquent
de voir une fracture même bénigne, développer rapidement
des accidents d'alcoolisme aigu. Sous cette influence, les
malades s'agitent et détruisent à tout moment le rapport
des fragments. A côté de cela, il est certain que les
alcooliques réparent moins facilement les lésions qui atteignent leurs tissus que les personnes qui ont une vie sobre
et régulière. — Cette question du *pronostic* terminée, quel
est le meilleur *traitement* à appliquer aux fractures graves
de la jambe ?

Dans les cas de fracture grave avec plaie, on a fréquemment à se demander : faut-il amputer ou conserver ? Il est
impossible de donner une réponse catégorique à cet égard ;
mais, d'une manière générale, je crois pouvoir dire que,
sauf certains cas exceptionnels, la conservation doit être la
règle générale. Qui de vous n'a pas entendu dire dans le
monde : « Tel malade a refusé l'amputation et il a guéri ? »
C'est qu'en effet, il vous faut bien savoir que, dans la plupart des cas de fractures graves, les chances de mort sont à
peu près égales avec l'amputation qu'avec la conservation.
Mais, si le malade guérit sans amputation, il conserve une
jambe qui lui rendra de grands services, tandis que si vous
l'amputez, il guérira aussi, c'est possible, mais sera con-
damné à se servir d'une jambe de bois. Aussi, est-ce la seule
règle générale que nous puissions poser à ce sujet : *Con-
servez le plus que vous pourrez.*

Cependant, il ne faut pas aller trop loin dans cette manière de faire, et il est nécessairement des cas dans lesquels l'amputation est commandée. Il serait fou, en effet,

de chercher à conserver un membre qui est le siége d'un délabrement trop considérable, un membre dont toutes les parties molles sont déchirées, dont les muscles font hernie à travers la peau, comme cela se voit par exemple lorsqu'un membre a été pris dans une machine. Dans ces cas, il n'y a rien à attendre de la chirurgie conservatrice; ne pas amputer, c'est laisser mourir le malade; couper le membre au contraire, c'est donner au sujet quelques chances de rétablissement.

Pour notre malade, couché au n° 36, quoique sa fracture soit des plus graves, quoique sa jambe soit le siége d'une infiltration sanguine très-étendue, que les extrémités osseuses se meuvent librement au milieu d'un foyer énorme, il eût été fou de lui proposer l'amputation. Et nous avons bien fait, car aujourd'hui, malgré ces graves lésions, il a échappé aux phénomènes généraux graves auxquels il était exposé, et actuellement sa fracture est devenue à peu près aussi simple que beaucoup d'autres que nous avons dans nos salles.

Si la fracture est compliquée d'une solution de continuité peu étendue de la peau, il faut soustraire la plaie et le foyer de la fracture au contact de l'air, de manière à éviter autant que possible la suppuration. On y parvient en pratiquant l'occlusion. C'est ce qui a été fait chez la femme couchée au n° 63, avant même qu'elle entrât dans nos salles ; mais cette obturation avait été imparfaite, et lorsque nous vîmes la malade, la plaie commençait à suppurer. Nous avons cherché à rendre l'occlusion plus efficace, en recouvrant la plaie de baudruche fixée avec du collodion, mais nous n'avons pas pu arriver à obtenir la réunion ; la suppuration était établie et elle a continué, en se traduisant à l'extérieur par du gonflement du membre et de la rougeur autour de la plaie. Dans ces cas, il faut supprimer l'occlusion, qui n'a d'autre résultat que d'enfermer le loup dans la bergerie, et débrider largement, de manière à donner une libre issue au pus. Si vous vous le rappelez, c'est ce que nous avons fait, il y a quelques jours, chez notre malade, et vous avez pu remarquer qu'elle est actuellement dans une excellente voie de guérison.

Lorsque la plaie est plus large, et qu'il y a issue d'un fragment à l'extérieur (ce n'est le cas chez aucun de nos trois malades,) il faut chercher à le réduire. Mais quelquefois les tissus sont si gonflés, qu'ils serrent l'extrémité osseuse et opposent une résistance invincible à la réduction. On peut alors chercher à faire de petits débridements pour repousser le fragment et le remettre dans sa position normale. Cette manœuvre est quelquefois fort difficile, par le fait de l'engrènement des fragments et d'une sorte de contraction spasmodique des muscles. Dans ces cas, je ne vous conseille pas, pour faire cesser cette contracture musculaire, d'employer le chloroforme, parce que, avant qu'on puisse obtenir par cet agent, l'anesthésie et la résolution musculaire, il faut faire passer le malade par une période d'excitation, dans laquelle on court la chance de voir augmenter les désordres des parties. Et, à supposer que par ce moyen, on arrivât à opérer une réduction satisfaisante, le malade, en passant de l'état de sommeil anesthésique à celui du réveil, traverse de nouveau une période d'excitation qui détruit tout le résultat que l'on a obtenu. Il vaut mieux, je crois, réséquer le fragment saillant. Vous avez pu voir ce matin, parmi les personnes consultantes, un de nos anciens malades qui est venu me montrer l'état de sa jambe. Cet homme, que j'ai soigné l'année dernière, avait une fracture compliquée de plaie avec saillie du péroné à l'extérieur ; nous avons réséqué six centimètres de cet os et le malade a très-bien guéri. Si donc, malgré des débridements et des tractions longtemps soutenues, la réduction ne peut être obtenue, il est bon de réséquer la portion de l'os qui fait saillie à l'extérieur.

La fracture réduite, il faut la maintenir dans cet état.

Parmi les différents procédés que nous avons à notre disposition pour obtenir l'immobilisation, l'*appareil ouaté* est un des plus commodes. Il a pour lui l'avantage d'exercer une sorte de compression élastique et d'isoler la fracture de l'air extérieur ; mais il présente aussi le grave inconvénient de cacher la position des fragments osseux et d'exposer à la perforation lente de la peau, ou, tout au moins, à une consolidation vicieuse. Aussi, n'oserais-je pas vous en conseiller l'usage pour les fractures du corps de la jambe. L'appareil ouaté ne conviendrait que s'il n'existait aucune tendance au déplacement. Il donne, par contre, d'excellents résultats dans les fractures compliquées qui sont très-voisines de l'articulation tibio-tarsienne ; mais ce n'est pas de celles-là qu'il est question.

La *gouttière plâtrée* présente des avantages notables sur beaucoup d'autres appareils ; aussi est-elle employée par beaucoup de chirurgiens sur une large échelle. Elle assure parfaitement l'immobilisation et constitue un excellent moyen de traitement des fractures simples. Dans quelques cas cependant, elle présente aussi de graves inconvénients. C'est ainsi que lorsqu'il survient une inflammation phlegmoneuse du membre fracturé, le bord de la gouttière plâtrée, sous l'influence du gonflement des tissus, peut presser la peau, l'ulcérer peu à peu et déterminer un sphacèle au niveau du fragment saillant. J'ai vu quelquefois cet accident nécessiter l'amputation de la jambe et faire mourir le malade de pyohémie. La gouttière plâtrée doit donc être attentivement surveillée. Aussi ai-je l'habitude de ne l'appliquer qu'une fois que la période inflammatoire est passée et qu'il ne reste plus de gonflement du membre. Elle devient alors un excellent moyen d'immobilisation que j'emploie fréquemment.

La *gouttière en fil de fer* est en somme l'appareil qui vous rendra le plus de services. Il faut la ouater fortement à l'intérieur, et placer un petit coussin de ouate sous le tendon d'Achille. Ensuite, on cale fortement le membre sur les côtés et fixe solidement le pied et la jambe au moyen de bandes roulées, de manière que le siége seul de la fracture soit à découvert, et qu'on puisse voir chaque jour ce qui se passe du côté de l'os fracturé. Le membre est ainsi immobilisé et l'on n'a à craindre aucun accident de la part de l'appareil. Chez les malades qui ont une disposition à s'agiter beaucoup dans leur lit et en particulier chez les alcooliques, j'ajoute fréquemment à cette gouttière, l'hyponarthécie qui assure encore mieux l'immobilisation des fragments. Une fois les accidents aigus passés, lorsque l'on n'a plus à craindre de voir survenir une inflammation phlegmoneuse, si l'on trouve que les extrémités osseuses ne sont pas assez bien soutenues, je conseille d'appliquer un appareil plâtré et de replacer le membre malade dans la gouttière en fil de fer. C'est ce que nous avons fait chez la malade couchée au n° 63 de la salle Sainte-Marthe, parce que j'avais trouvé que l'immobilisation donnée par la gouttière n'était pas suffisante. A partir de ce moment, les fragments n'ont plus bougé, les douleurs ont disparu et dès le lendemain nous avons constaté une amélioration notable.

Dans les cas où la guérison complète se fait attendre à cause de la présence d'esquilles dans le foyer de la fracture, on doit chercher à les extraire peu à peu, si l'on veut conduire le malade au rétablissement définitif.

Mais quelquefois, les choses tournent autrement. Des accidents variés : phlegmons diffus, gangrène, ostéite, nécrose étendue des fragments, lenteur infinie de la cicatrisation de la plaie, suppuration intarissable, etc., peuvent enrayer le travail de consolidation. Le malade est alors menacé de mourir par hecticité. Dans ces cas, on est obligé d'en venir à l'amputation secondaire, seule chance de salut qui reste au malade.

Les amputations immédiates sont excessivement graves; les amputations secondaires, pratiquées dans un état de chronicité relative du mal, ont au contraire une bénignité relative. C'est ainsi que chez notre malade couché au n° 65, malgré la gangrène qui a envahi toute la moitié inférieure de la jambe, je n'ai pas cru que l'amputation immédiate dût être proposée. Il est préférable d'attendre que l'état grave dans lequel il se trouve maintenant s'amende, que son état fébrile diminue, qu'il se relève et qu'il sorte de la somnolence et de la prostration dans lesquelles il est plongé. En effet, quelle que soit la gravité de cette fracture, le malade peut se relever et un cercle d'élimination se former entre les parties gangrénées et les tissus sains. C'est à ce moment seulement, s'il ne meurt pas d'ici là, que nous pourrons intervenir et pratiquer l'amputation secondaire avec quelque chance de succès. Toute opération pratiquée dès aujourd'hui, le ferait certainement mourir d'ici à demain.

VINGT-SEPTIÈME LEÇON

Tumeur (cancéreuse) ganglionnaire du cou.

Messieurs,

Je désire vous entretenir aujourd'hui d'un malade couché au n° 41 de la salle Saint-Augustin, qui porte à la région latérale droite du cou une tumeur assez volumineuse. Cet homme, âgé de cinquante-trois ans, employé dans une fabrique de produits chimiques, avait toujours joui d'une santé excellente, quand, il y a deux mois et demi, il a noté pour la première fois dans la région susindiquée, à deux ou trois travers de doigt au-dessous de l'angle droit de la mâchoire inférieure, l'existence d'une petite tumeur dure, arrondie, indolente et roulant sous le doigt.

Cette grosseur, dit-il, a augmenté rapidement de volume, et déjà, quinze jours après son début, elle avait acquis le volume de l'extrémité du pouce. C'est vers cette même époque que le malade commença à éprouver dans la déglutition, une certaine gêne caractérisée par une légère difficulté dans le passage des aliments et un peu de douleur limitée à la partie supérieure droite de l'œsophage. A ces phénomènes de dysphagie s'ajoutèrent bientôt des douleurs spontanées dans la région latérale droite du cou qui, sous forme d'élancements à caractère névralgique, irradiaient dans tout le côté correspondant de la tête. Depuis deux mois, malgré l'application sur la tumeur de topiques fondants et l'usage de gargarismes à l'iodure de potassium,

l'affection a fait des progrès assez rapides pour que le malade, inquiet de son état, se décidât, il y a deux jours, à
entrer à l'hôpital.

Lors de son entrée dans nos salles, nous avons constaté
qu'il existe sur les parties latérales droites du larynx et de
l'os hyoïde, une tumeur du volume d'une grosse pomme,
qui remplit presque complétement tout le creux sous-maxil-
laire. Ses limites sont peu précises ; elle paraît s'étendre,
en haut, jusqu'à l'apophyse mastoïde et au bord inférieur
de la mâchoiré et descendré, en bas, environ jusqu'à la
moitié de la hauteur du cou ; sur les côtés elle semble,
d'une part, s'avancer, en arrière, jusqu'au bord postérieur
du muscle sterno-cléido-mastoïdien, d'autre part, en avant,
jusqu'aux bords latéraux de l'os hyoïde et du cartilage
thyroïde. Mais, c'est particulièrement dans ses rapports
avec les parties profondes du cou, qu'il est le plus difficile
de préciser les limites exactes de la masse morbide. Elle
paraît s'enfoncer profondément du côté de la colonne vertébrale et adhérer assez intimement à tous les tissus de la
région qu'elle occupe, car c'est à peine si l'on peut impri
mer quelques légers mouvements de latéralité à sa masse.
Il est impossible de préciser ses rapports avec l'œsophage
ou le larynx ; disons cependant que, dans l'acte de la déglutition, elle est très-légèrement entraînée dans les mouvements d'ascension de ce dernier organe.

La peau, quoique mobile sur la tumeur, ne peut être dé-
placée dans une grande étendue. La masse morbide paraît
placée immédiatement au-dessous des téguments, ce qui
indique que la dégénérescence a déjà envahi le tissu cellulaire sous-cutané et que la tumeur ne tardera vraisemblablement pas à contracter des adhérences avec la
peau.

Sa consistance est d'une dureté ligneuse dans toute son
étendue ; en aucun point, on ne constate de mollesse ; la
tumeur dans toutes ses parties paraît présenter une homogénéité parfaite. Un autre caractère qui a une grande importance au point de vue du diagnostic et que, pour cette
raison, nous ne pouvons manquer de signaler, c'est que la

masse morbide, quoique un peu inégale à sa surface, ne présente en aucun point de bosselures circonscrites bien nettes. Signalons cependant, au niveau du bord supérieur de la tumeur, l'existence de deux petits mamelons qui trahissent l'origine ganglionnaire de l'affection et qui, vraisemblablement, ne tarderont pas à se confondre avec la masse principale pour faire corps avec elle.

Par la palpation, on peut encore constater que, à part un ou deux points très-limités de la tumeur, doués d'une sensibilité assez vive, la masse morbide dans son ensemble est à peu près indolente. Par contre, nous l'avons déjà signalé, le malade, depuis environ deux mois, souffre de douleurs spontanées lancinantes assez vives qui, nées de la partie latérale droite du cou, irradient vers l'épaule droite, vers l'oreille et dans le côté correspondant de la tête. Ces douleurs, à caractère névralgique, suivent manifestement le trajet bien connu des branches auriculaire, mastoïdienne, sus-claviculaire et sus-acromiale du plexus cervical superficiel. Nous verrons dans un instant, Messieurs, combien on doit attacher d'importance à ce fait, au point de vue du diagnostic de la lésion.

Pour terminer ce qui a trait à l'état du malade, je dois ajouter qu'il nous signale de lui-même, que depuis deux mois, il se voit progressivement maigrir et perdre ses forces. Avant cette époque, il avait toujours joui d'une excellente santé. Nous n'avons pu trouver dans ses antécédents aucun indice de scrofule ou de syphilis. Son père, âgé de 82 ans, vit encore en parfaite santé, de même que tous ses frères et sœurs ; quant à sa mère, elle serait morte d'une maladie aiguë à l'âge de soixante-deux ans.

Il est évident, Messieurs, que l'apparition d'une tumeur, d'abord exactement circonscrite, mobile, roulant sous le doigt, dans une région où les ganglions lymphatiques sont si nombreux, doit immédiatement faire penser à une tumeur ganglionnaire. Mais quelle en est la nature ? Malgré son augmentation rapide, malgré les douleurs vives et spontanées dont elle est le siége, on ne peut songer à une tumeur inflammatoire, car, à aucun moment, elle n'a été douloureuse à la pression et ne s'est accompagnée de rougeur et de chaleur des téguments. Du reste, une tumeur inflammatoire qui daterait de deux mois, serait déjà adhérente à la peau, aurait changé de consistance et se serait ramollie, au moins dans quelques points de sa masse.

On ne peut pas non plus songer à une adénopathie scrofuleuse ; l'âge, pas plus que les antécédents du malade, ne nous y autorisent. Du reste, l'adénite strumeuse n'a pas la consistance uniformément dure de la tumeur qui nous occupe, et, de plus, ce genre d'affection se termine presque toujours par la suppuration.

On songera encore bien moins à une adénopathie d'origine syphilitique ; notre malade n'a jamais eu la syphilis, et, vous savez tous, du reste, que les engorgements ganglionnaires symptomatiques de cette diathèse n'arrivent jamais à un fort développement, et, qu'au contraire, ils se montrent sous forme de petites tumeurs, indolentes, arrondies et mobiles sous la peau.

Avons-nous donc affaire, Messieurs, à une des formes d'hypertrophie ganglionnaire, connues sous les noms de lymphadénome et de lymphosarcome bénins ? Non, car ce genre de tumeurs se présente avec des caractères cliniques tout à fait différents de ceux que nous avons constatés chez notre malade. En effet, le lymphadénome et le lymphosarcome bénins sont généralement constitués par une tumeur à consistance un peu molle, complétement indolente, glissant sur les parties voisines, et qui paraît composée d'un certain nombre de noyaux distincts les uns des autres, permettant en quelque sorte de compter le nombre des ganglions affectés. Dans la tumeur qui nous occupe, l'homogénéité de sa masse, la rapidité de sa marche, son adhérence à toutes les parties voisines, l'impossibilité de la décomposer en bosselures isolées, nous font immédiatement voir qu'il ne s'agit ni d'un lymphadénome, ni d'un lymphosarcome bénins. D'ailleurs, ces adénopathies, fréquentes chez les jeunes gens, sont rares chez les sujets âgés.

Mais ces hypertrophies ganglionnaires essentiellement bénignes, ne sont pas les seules qu'on puisse observer. A côté d'elles, il en est d'autres qui, tout en présentant des caractères histologiques identiquement semblables à ceux des lymphadénomes et des lymphosarcomes *bénins*, diffèrent essentiellement de ces derniers au point de vue clinique et revêtent un caractère d'extrême malignité avec tendance à l'envahissement, à la généralisation et à la récidive rapide lorsqu'on les enlève. Ces lymphadénomes et lymphosarcomes *malins* qui, je le répète, ne diffèrent pas histologiquement des lymphadénomes et lymphosarcomes *bénins*, bien qu'ils se comportent à la manière des affections cancéreuses, ne sont pas des *carcinomes*, dans le sens histologique du mot. J'insiste sur cette distinction qui me paraît trop souvent méconnue, et qui, cependant, offre une certaine importance clinique.

En effet, s'il est souvent extrêmement difficile, parfois même impossible, du moins au début, de décider de la nature bénigne ou maligne d'un lymphadénome ou d'un lymphosarcome, je crois qu'il est possible d'établir le diagnostic entre le *vrai cancer* ganglionnaire et le lymphadénome ou le lymphosarcome soit bénin, soit malin. Ces dernières tumeurs se présentent en clinique avec des caractères à peu près semblables : tumeurs élastiques, mobiles, isolées, indolentes, qui, plus tard, envahissent les ganglions voisins, apparaissent dans les régions abondamment pourvues de glandes lymphatiques (aines, aiselles, cavités splanchniques), et finissent même par se généraliser dans tous les tissus et tous les organes.

Chez notre malade, nous sommes frappés par des caractères différents : la dureté extrême de la tumeur, l'homogénéité de la masse, l'absence de bosselures et de lobes isolés, l'envahissement de tous les tissus qui l'entourent, aussi bien vers la profondeur que vers la surface, enfin et par dessus tout, l'existence de douleurs et principalement de douleurs à forme névralgique se propageant au loin sur le trajet des nerfs. Ce dernier symptôme a une importance extrême, au point de vue de l'existence d'une tumeur *cancéreuse*, car il indique que les tubes nerveux eux-mêmes sont envahis par la dégénérescence. Enfin, si vous remarquez la rapidité de l'amaigrissement et de la perte des forces du malade, qui contraste avec la conservation de la santé et de la vigueur, au moins pendant assez longtemps chez les sujets atteints de lymphosarcome même malin, vous serez amenés à conclure avec moi qu'il s'agit d'une véritable dégénérescence *cancéreuse* des ganglions du cou.

Il nous reste maintenant à déterminer le point de départ de cette tumeur cancéreuse et à savoir si elle est constituée par du *carcinome vrai* ou par de l'*épithéliome*; car j'ai compris sous le même titre ces deux variétés de cancer.

Les tumeurs cancéreuses *primitives* des ganglions du cou sont très-rares, quoiqu'on en possède quelques exemples indiscutables. Le plus souvent le cancer ganglionnaire est consécutif à des carcinomes ou des épithéliomas des organes voisins et résulte de la propagation de la maladie par la voie des lymphatiques. Il sera donc toujours nécessaire, dans les cas de cancers ganglionnaires des parties latérales du cou, d'examiner le larynx et l'œsophage du malade, de manière à vous assurer, s'ils sont ou ne sont pas le point de départ de la dégénérescence des ganglions.

Il y a quelques semaines, nous avions dans nos salles, un malade qui portait également sur la partie latérale droite du cou, une tumeur complétement analogue par ses caractères cliniques, à celle que nous avons constatée chez le sujet dont je vous parle aujourd'hui. L'affection a débuté de la même manière et suivi la même marche rapide. Depuis dix-huit mois, ce malade éprouvait des troubles du côté du larynx, sa voix était éteinte, et la nuit il éprouvait fréquemment des accès de suffocation. Aussi, rien n'était plus naturel que d'examiner son larynx au laryngoscope. C'est ce que nous fîmes, et nous constatâmes l'existence d'ulcérations fongueuses sur l'épiglotte et les replis aryténo-épiglottiques. La dyspnée augmenta graduellement, et nous fûmes obligés de pratiquer la trachéotomie dans le but de prévenir la mort du malade par asphyxie. Plus tard, conformément à notre pronostic, la tumeur cervicale adhéra à la peau et finit par s'ulcérer. Le malade ne tarda pas à mourir et nous pûmes constater à l'autopsie un épithélioma du larynx, qui avait été le point de départ de la dégénérescence secondaire des ganglions du cou.

L'homme qui fait aujourd'hui le sujet de notre entretien, ne présente pas, il est vrai, des troubles du côté de la phonation et de la respiration, mais, par contre, il nous a signalé que, il y a environ deux mois, alors que sa tumeur cervicale n'était encore grosse que comme le bout du doigt, il avait commencé à éprouver un peu de douleur sur le côté droit du pharynx lorsqu'il avalait. Ces troubles de déglutition, du reste fort peu prononcés, ne peuvent certainement pas être rapportés à la compression du pharynx par la tumeur; elle était bien trop petite pour cela. Du reste, ces troubles dysphagiques n'ont pas augmenté depuis cette époque, bien que la tumeur ait acquis un volume assez considérable. Nous étions donc en droit de supposer une lésion du pharynx ou du larynx : aussi avons-nous examiné de suite l'arrière-gorge de notre malade. L'examen laryngoscopique nous a permis de constater que l'épiglotte est augmentée de volume, rouge, infiltrée, surtout au niveau de son bord droit; que les replis aryténo-épiglottiques sont aussi injectés, rouges, épaissis, particulièrement du côté droit. Nous n'avons pu constater l'existence d'aucune ulcération au niveau de ces organes. Le gonflement des replis aryténo-épiglottiques ne nous a pas permis d'apercevoir distinctement la glotte, mais il est vraisemblable qu'il n'y a rien au niveau des cordes vocales, puisque la phonation est intacte.

En introduisant une sonde œsophagienne de petit calibre jusque dans l'estomac, nous avons éprouvé une légère résistance au niveau de l'extrémité supérieure de l'œsophage, et en la retirant, nous avons constaté que l'œil était couvert de matières pultacées mélangées à un peu de sang. Ce fait est, suivant nous, suffisant pour prouver qu'il existe au niveau de l'extrémité supérieure de l'œsophage, une ulcération et que celle-ci est de nature épithéliomateuse. Il est en effet connu, que l'épithélioma est la variété la plus commune du cancer de cet orgrne. Il résulte en outre de ces notions, que la tumeur ganglionaire que porte notre malade au cou, est de même nature que la lésion œsophagienne et doit être par conséquent considérée comme un cancer épithélial secondaire des ganglions cervicaux. Cette déduction est d'autant plus légitime, que cette propagation a déjà été observée assez fréquemment.

Sous quelle influence cet épithélioma de l'œsophage s'est-il développé ? C'est une question difficile à résoudre.

Le malade ne présente aucun antécédent héréditaire cancéreux du côté de sa famille. Employé dans une fabrique de produits chimiques, son métier entre-t-il pour quelque chose dans l'apparition de l'affection ? Peut-être les vapeurs acides qu'il respire ont-elles joué quelque influence ? C'est possible. Le malade fume beaucoup ; est-ce peut-être à cette cause ajoutée à des habitudes alcooliques, auxquelles sans doute cet homme n'échappe pas, qu'il faut rapporter l'origine de l'affection ? C'est encore possible. Mais nous ne pouvons rien affirmer à cet égard.

Au point de vue du pronostic, nous avons peu de chose à dire ; ce malade est voué à la mort dans un temps rapproché, et probablement à une mort aussi cruelle que celle que nous avons constatée chez le malade dont je vous ai parlé il y a un instant. Bientôt, en effet, apparaîtront vraisemblablement, des troubles du côté de la phonation et de la respiration, en même temps que les troubles de déglutition deviendront de plus en plus prononcés.

Comme traitement, nous avons prescrit au malade de l'iodure de potassium, un peu par acquit de conscience, beaucoup pour tromper tout au moins son moral par l'espérance de la guérison. Il ne nous reste rien autre chose à faire que soutenir autant que possible les forces du malade et nous préparer, soit à pratiquer la trachéotomie si la respiration s'embarrasse, soit à passer des sondes œsophagiennes s'il survient une difficulté trop grande pour avaler.

VINGT-HUITIÈME LEÇON

Phlegmon de la main.

Messieurs,

Nous venons de voir, couché au n° 55 de la salle Saint-Augustin, un malade âgé de 57 ans, exerçant la profession de brossier, et entré à l'hôpital depuis huit jours. Il présente une affection inflammatoire de la main et de l'avant-bras gauche, affection causée par une très-légère piqûre qu'il s'est faite à la pulpe du pouce. C'était, nous dit-il, une petite éraillure à laquelle il n'a fait aucune attention. Il n'a point interrompu son travail, se contentant d'appliquer de l'alcool sur le doigt malade. Dès le lendemain, il a commencé à ressentir de la gêne. Celle-ci est rapidement devenue de la douleur. Sa main a enflé, et il s'est décidé à entrer à l'hôpital.

Ce qui frappe au premier abord, lorsqu'on examine la main malade, c'est son attitude toute spéciale. C'est là, comme nous le verrons tout à l'heure, un symptôme d'une grande importance. La première phalange des doigts est dans la position rectiligne, sur le même plan que les métacarpiens. Les deux dernières, au contraire, sont fléchies et forment avec la précédente un angle obtus, de telle sorte que la main a la forme d'une griffe. Ce n'est point là une attitude passagère que le malade quitte et reprend selon sa volonté ; elle est permanente, au contraire, et si l'on cherche à la modifier, le malade accuse une vive douleur.

L'étude de ce dernier symptôme va nous arrêter un ins-

tant. La douleur spontanée est vive, lancinante, et assez
violente pour empêcher le malade de dormir. La douleur
provoquée par les mouvements imprimés aux doigts pour
corriger leur attitude vicieuse est également vive. Elle se
prolonge suivant le trajet des tendons fléchisseurs.

La douleur à la pression est intéressante à étudier. Elle
occupe la face palmaire du pouce, l'éminence thénar, et
remonte en haut sur la face antérieure de l'avant-bras jusqu'à trois travers de doigt au-dessus de l'articulation radio-
carpienne. A la paume de la main, elle ne s'étend guère
que jusqu'à la branche moyenne de l'*M*. Depuis hier, elle
a diminué au pouce, mais a envahi l'éminence hypothénar
et le petit doigt. Dans les points où siége cette douleur, on
constate un gonflement des parties malades, constitué par
de l'empâtement, sans apparence de fluctuation.

La main et une partie de l'avant-bras, surtout à sa partie
externe, présentent une teinte rosée sur laquelle j'ai également appelé votre attention. Les mêmes parties présentent de plus une hyperthermie facilement appréciable.

Si j'ajoute que les phénomènes généraux manquent complétement, que toutes les fonctions s'accomplissent régulièrement, en un mot, que la santé est bonne, je vous aurai
exposé l'état dans lequel se trouve actuellement le malade.

Les quatre symptômes classiques : gonflement, rougeur,
douleur et chaleur, ne laissent aucun doute dans notre esprit et nous avons évidemment affaire à une affection inflammatoire limitée à la main et à l'avant-bras.

Mais quel est le siége anatomique de cette affection ?
Quelles particularités offre-t-elle à étudier au point de vue
de la marche et du pronostic ? A quelles indications thérapeutiques donne-t-elle lieu ? Telles sont, Messieurs, les
questions que nous devons nous poser.

Relativement au siége anatomique de la maladie, les
symptômes que je vous ai décrits répondent exactement à
ceux que l'on assigne à la phlegmasie des gaines tendineuses de la main et du poignet.

Ici, permettez-moi de vous rappeler en deux mots la disposition générale des gaînes synoviales qui accompagnent les tendons fléchisseurs des doigts.

Tandis que les gaînes des tendons fléchisseurs des trois doigts moyens (annulaire, médius et index) s'arrêtent un peu au-dessous des articulations métacarpo-phalangiennes, celles du pouce et du petit doigt se prolongent à leur partie supérieure jusqu'à la gaîne commune qui tapisse le canal radio-carpien et dans la majorité des cas communiquent avec cette séreuse commune. Celle-ci, de son côté, remonte en haut à environ trois travers de doigt au-dessus de l'articulation radio-carpienne, et descend en bas jusqu'à la partie moyenne de la paume de la main, pour se terminer en cul-de-sac à environ deux travers de doigt au-dessous de l'interligne radio-carpien.

Or, si vous vous rappelez les limites du gonflement et de la rougeur, vous verrez qu'elles sont exactement les mêmes que celles des gaînes tendineuses et qu'une étroite relation existe entre les données anatomiques et les symptômes observés. C'est pourquoi la plupart des chirurgiens ont localisé l'inflammation dans les gaînes, et considèrent l'affection que vous avez sous les yeux comme une synovite tendineuse.

Dans le cas présent, la question semble des plus claires, tellement les différents signes sont bien limités. Mais nous avons affaire à un cas type, et il n'en est pas toujours ainsi en clinique.

En présence de certains faits difficiles à expliquer par la théorie précédente, on a été amené à mettre en doute l'existence de cette synovite tendineuse. Pour Dolbeau et Chevalet, tous les signes précédents pourraient être expliqués par une lymphangite profonde ayant son point de départ au pouce. De nombreux arguments ont été fournis en faveur de la théorie de la lymphangite opposée à celle de la synovite tendineuse. Je ne puis y insister ici ; mais, à mon avis, dans le cas présent, vous pouvez constater l'existence de plusieurs symptômes qui seraient absolument inexplicables dans l'hypothèse de l'inflammation des lymphatiques.

Comment expliquer, en effet, la rétraction des doigts ?
Pour M. Dolbeau, elle est due à la contracture des muscles en rapport avec les lymphatiques enflammés. Mais
ici les tendons seuls seraient en rapport avec les lymphatiques, puisque le gonflement et la douleur ne dépassent
pas trois travers de doigt au-dessus du poignet. Comment
admettre de plus, une lymphangite aussi exactement circonscrite, et, surtout, comment expliquer la marche que
nous avons observée ? Au début, gonflement et douleur du
pouce s'étendant à l'éminence thénar et à la face antérieure du poignet, puis deux jours plus tard, diminution
sensible de la douleur et du gonflement du côté du pouce,
mais, en revanche, apparition de ces mêmes symptômes le
long de l'éminence hypothénar et du petit doigt. Il faudrait
donc que l'inflammation des lymphatiques eût suivi une
marche descendante ; or, ce mode de propagation est tout
à fait anormal dans l'histoire de la lymphangite aiguë, qui
marche des extrémités vers les troncs principaux. Si l'on
compare ces difficultés d'interprétation, dans l'hypothèse
d'une lymphangite, à la facilité avec laquelle s'expliquent
la circonscription causale et la marche des phénomènes
dans la doctrine de la synovite, on n'hésitera pas à admettre que notre malade offre un exemple très-net d'une phlegmasie aigue des synoviales des doigts et du poignet, synovite qui, née au niveau du pouce, s'est propagée à la gaîne
commune radio-carpienne, pour de là gagner consécutivement la gaîne du petit doigt, laquelle communique généralement avec cette dernière.

Mais, la synovite étant admise, comment expliquer le
développement de la phlegmasie ? Si la séreuse était ouverte, rien de plus simple. Mais elle ne l'est pas. La petite
plaie, point de départ de l'affection, n'est, je le répète,
qu'une simple érosion, tout à fait superficielle. Comment
donc l'inflammation a-t-elle pu s'étendre aux gaînes, celles-
ci étant beaucoup plus profondément situées que la lésion
causale ?

C'est ici, Messieurs, qu'il faut faire intervenir les lymphatiques : ce sont eux qui servent d'intermédiaire, de
trait d'union, entre la peau lésée et la gaîne malade, entre

la plaie mal soignée, irritée par l'alcool, et la séreuse prompte à s'enflammer, étant donnés son peu d'épaisseur et le peu de résistance qu'elle offre au processus phlegmasique.

Comme vous le voyez, je n'adopte ni ne rejette complétement l'une ou l'autre des deux théories en présence, et, admettant avec Velpeau la synovite, je fais jouer à la lymphangite un certain rôle.

Les synovites des doigts et de la main suivent deux marches bien différentes. Les unes progressent rapidement, et se terminent par suppuration; la fluctuation apparaît alors de bonne heure. Tel est le cas que nous avons observé au n° 32 de la salle Saint-Augustin, cas dans lequel nous avons vu survenir, en deux jours, les accidents les plus graves. Les autres ont une marche insidieuse, plus lente que les précédentes. Tantôt les signes sur lesquels j'ai appelé votre attention persistent pendant un certain temps, puis s'amendent peu à peu et finissent par disparaître. C'est presque de la résolution, bien qu'il reste dans les gaînes un exsudat plastique sur lequel j'aurai à revenir au point de vue du pronostic. Tantôt, au contraire, ces symptômes persistent, et il se forme du pus. C'est alors que le chirurgien doit surveiller l'avant-bras avec la plus grande attention, car c'est en ce point que la fluctuation, très-évidente au pouce et au petit doigt, est le plus difficile à percevoir, à cause de la grande profondeur à laquelle se trouve la collection purulente. Il faut avoir soin de toujours la rechercher suivant l'axe longitudinal du membre. Si, en effet, on la cherche en plaçant les doigts aux extrémités du diamètre transversal, les couches musculaires, en se déplaçant les unes sur les autres, peuvent très-bien donner lieu à une fausse sensation de fluctuation. J'insiste à dessein sur ce point, car, suivant qu'il y a du pus ou qu'il n'y en a pas, suivant qu'il est encore contenu dans les gaînes ou qu'il s'est répandu parmi les couches musculaires du membre, on doit intervenir d'une façon différente.

Le pronostic varie suivant qu'il se forme du pus ou que l'affection s'arrête à sa première période.

Dans le premier cas, la situation est grave; sous l'action

d'un contact prolongé avec le pus qu'elles contiennent, les synoviales peuvent,en effet, céder et le pus se répandre au milieu des muscles si nombreux de la région. La fluctuation devient manifeste, le malade présente des phénomènes généraux, et l'on constate l'existence d'un phlegmon étendu, susceptible d'envahir le membre tout entier et d'entraîner des arthrites purulentes du poignet, avec tout le cortége des symptômes qui caractérisent la pyohémie. C'est alors qu'on peut être conduit à pratiquer l'amputation du bras.

Dans le second cas, c'est-à-dire lorsqu'il ne se forme pas de pus, le malade conserve un peu de gêne dans les mouvements des doigts à cause de l'exsudat plastique dont nous avons parlé. Parfois, il reste enfermé. C'est qu'alors il y a eu destruction des tendons. La maladie est alors absolument incurable.

Dans la première période de cette maladie, on emploiera le traitement habituellement dirigé contre les inflammations (immobilité, position, sangsues, émollients, bains locaux, frictions mercurielles, vésicatoires). Si ce traitement réussit, on emploiera contre la roideur des doigts le massage et les douches. Si, au contraire, la suppuration se produit, on devra intervenir énergiquement, rapidement et donner issue au pus.

L'incision sera pratiquée généralement à deux ou trois travers de doigts au-dessus de l'interligne articulaire du poignet. Elle sera dirigée suivant l'axe longitudinal du membre et l'on rencontrera successivement : la peau, l'aponévrose, les couches musculaires. Comme au niveau du carré pronateur, le pus est situé à une grande profondeur, on devra, pour arriver jusqu'à l'espace interosseux, se servir de la sonde cannelée et passer, autant que faire se pourra, dans les interstices musculaires. On obtient de la sorte une incision longue et profonde qui répondra à l'indication thérapeutique, il est vrai, mais qui ne sera pas satisfaisante à tous les points de vue. En effet, à cause de la profondeur de l'incision, à cause du facile rapprochement de ses lèvres exclusivement musculaires, le pus s'écoulera mal. La plaie tendra toujours à se fermer, et le pus ne sortira que d'une façon intermittente ; il faudra avoir soin dè désunir les lèvres de la plaie plusieurs fois par jour. Un chirurgien italien, M. Parona, propose, pour obvier à ces inconvénients manifestes, de procéder de la manière suivante :

L'incision sera faite au côté interne de l'avant-bras, toujours, bien entendu, dans le sens longitudinal ; laissant l'artère cubitale au-dessus, on suivra presque la face antérieure du cubitus. On arrivera ainsi rapidement dans le foyer en passant entre le fléchisseur profond et le carré pronateur.

En suivant ce procédé, on arrive plus rapidement au but. Les lèvres de la plaie ne tendent pas à se fermer comme dans l'incision antérieure. Enfin, le pus s'écoule plus facilement, vu la position habituelle de l'avant-bras sur le bord cubital. Tels sont les avantages que signale M. Parona ; sans connaître exactement la valeur de ce procédé opératoire, je pense qu'il mérite d'être étudié, et je me propose de l'appliquer dès que l'occasion se présentera.

VINGT-NEUVIÈME LEÇON

Cystite du col ; spasme ; contracture douloureuse de l'urèthre et du col vésical.

Messieurs,

Je prendrai pour sujet de cette conférence une affection assez commune des voies urinaires, le plus souvent sans gravité réelle, mais très-pénible pour le malade. Elle peut parfois cependant déterminer les accidents les plus sérieux et même la mort, et est, dans tous les cas, rebelle aux divers moyens de traitement. Les types de cette affection sont très-nombreux et l'on pourrait facilement en trouver un nombre suffisant de cas pour peupler une salle d'hôpital.

Le hasard a précisément réuni ces derniers temps, dans nos salles, quatre malades, qui, avec un cinquième sorti de l'hôpital dernièrement, vont nous permettre, non pas de constituer complétement l'histoire de cette affection, mais d'en prendre cependant une idée générale suffisante. Ces quatre malades sont couchés aux lits n°s 15, 17, 33 et 38 de la salle Saint-Augustin ; le cinquième, celui qui nous a quittés récemment, occupait le lit n° 64.

Tous ces malades sont jeunes ; le n° 64 était le plus âgé ; il avait 46 ans ; les quatre autres ont 18, 28, 29 et 34 ans.

Chez quatre d'entre eux, une condition étiologique commune a présidé au développement de l'affection, car tous quatre avouent avoir eu une blennorrhagie qui a duré plusieurs mois. Chez les n°s 15 et 33, les accidents ont apparu comme suite immédiate de la blennorrhagie ; chez le n° 38, ils ne se sont montrés que cinq ou six mois après ; chez le n° 64, il paraît même s'être écoulé deux ans entre l'affection vénérienne et le début des accidents dont nous voulons faire l'histoire aujourd'hui. Chez un seul de nos malades, chez le n° 17, l'écoulement blennorrhagique fait défaut, mais par contre, il avoue s'être livré à des excès de masturbation et de coït, causes d'irritation bien suffisantes pour expliquer l'explosion des accidents qui l'amènent à l'hôpital.

Ces accidents, Messieurs, quels sont-ils ? C'est d'abord l'écoulement par l'urèthre d'un liquide blanchâtre, jaunâtre, ou verdâtre, très-peu abondant, intermittent, ne se montrant même souvent que si l'on presse l'extrémité de la verge entre les doigts. Cette manœuvre ramène la goutte de muco-pus, vulgairement connue sous le nom de goutte militaire. Cet écoulement préoccupe les malades ; quelques-uns même, qui forment une catégorie à part dont je vous dirai quelques mots, sont portés à le considérer comme de nature spermatique et parlent constamment de spermatorrhée, d'autant plus que les efforts de la défécation peuvent provoquer l'issue d'une quantité plus considérable de cette matière muco-purulente; cet écoulement peut aussi augmenter sous l'influence d'un écart de régime ou d'excès de coït, mais ne reprend pas le caractère blennorrhagique.

Les malades accusent des douleurs à caractères particuliers, mais variables suivant les sujets. C'est pour beaucoup d'entre eux une sensation de douleur sourde, profonde, siégeant soit au périnée, soit au niveau de l'anus, c'est-à-dire au niveau du col vésical lui-même ; chez d'autres, la douleur se manifeste à l'extrémité de la verge. Chez le n° 17, c'est une pesanteur continue avec exacerbations dans le périnée et qui s'accompagne fréquemment de douleurs dans les reins. Chez nos autres malades, les phénomènes douloureux sont intermittents et se montrent surtout à l'occasion de la miction ou de l'éjaculation. Pour les uns, ils précèdent l'émission de l'urine, mais pour la plupart, c'est au moment même de l'excrétion urinaire qu'ils apparaissent. Enfin, chez le n° 38, la sensation douloureuse se prolonge même encore un quart d'heure après l'issue de l'urine. Ces douleurs sont très-variables comme intensité ; on peut observer tous les degrés, depuis une simple sensation de cuisson légère jusqu'à un sentiment de brûlure très-vive. C'est exceptionnellement que l'éjaculation et le coït sont douloureux.

Tous les malades signalent des troubles plus ou moins marqués du côté de l'excrétion de l'urine, mais il existe aussi, à cet égard, beaucoup de degrés. Plusieurss ont obligés d'uriner toutes les heures dans le jour, et, la plupart cinq ou six fois dans la nuit, ce qui est tout à fait anormal pour des hommes encore dans la force de l'âge. Ces besoins sont quelquefois même encore plus fréquents. C'est ainsi, qu'à son entrée, notre malade couché au n° 38, était obligé d'uriner presque tous les quarts d'heure. On peut même voir des cas où la miction est à tel point fréquente qu'on pourrait presque admettre qu'il y a incontinence, et que les malades sont obligés de porter un urinal. Ces besoins sont en outre, extrêmement pressants ; le même malade, n° 38, nous disait, lors de son entrée, qu'il ne pouvait résister à ses envies d'uriner sans voir son urine s'écouler malgré lui. Il y a donc dans beaucoup de cas, ténesme vésical accompagné d'émissions très-souvent répétées de fort petites quantités d'urine.

Le mode d'excrétion urináire présente aussi, Messieurs, quelques particularités intéressantes à noter. Parfois, le jet d'urine est lent à s'établir, et pour nous servir de l'expression du n° 38, il y a une sorte de point d'arrêt, d'obstacle que le malade, pour uriner, est obligé de vaincre à l'aide d'un effort assez considérable. Ce symptôme n'est cependant pas habituel ; il manque chez nos autres malades. Telle est également la rétention d'urine qu'on peut voir survenir dans quelques circonstances sous l'influence d'un excès, d'un simple refroidissement ou sans cause appréciable. Ce même malade, n° 38, nous en a donné des exemples à plusieurs reprises. En revanche, Messieurs, tous les malades signalent que leur jet d'urine est diminué dans son volume, dans sa force de projection et dans sa forme, car il est générale- lement contourné en vrille.

Les urines rendues sont modifiées dans leurs caractères, soit physiques, soit chimiques ; souvent simplement trou- blées par un léger nuage de mucus, elles laissent quelque- fois déposer au fond du vase une couche épaisse de muco- pus. C'est le cas de notre malade n° 38 et de notre ancien 64. Chez ce dernier, les urines étaient, en outre, fortement alcalines et sont restées telles tout le temps de son séjour à l'hôpital en dépit de nos efforts pour leur rendre leur acidité normale. Nous verrons que ce caractère a une cer- taine importance au point de vue du pronostic. Ajoutons, Messieurs, que quelques malades, rendent à la fin de leur miction une certaine quantité de sang pur ou mélangé à l'urine. Tel est le cas de notre n° 38 et de notre ancien 64.

Chez la plupart des individus atteints de cette forme de cystite, la santé générale semble rester bonne. C'est le cas de nos malades n°ˢ 15, 33, 38. Chez d'autres, au contraire, elle s'altère assez rapidement. C'est ainsi que notre n° 17, depuis quelque temps, paraît maigrir, s'affaiblir et devenir sujet à des accès de fièvre intermittents. C'était aussi le cas de notre ancien 64, qui, durant son long séjour dans nos salles, a présenté, à plusieurs reprises, des accidents inquié- tants et a pu, par moments, nous faire craindre une issue fatale.

Un dernier phénomène, Messieurs, sur lequel je désire appeler votre attention, c'est la modification profonde que parfois cette affection imprime à l'état moral des malades. Ceux-ci ont une tendance marquée à l'hypochondrie, et cet état s'observe si fréquemment qu'il donne presque un cachet spécial à cette maladie, quoiqu'il puisse se rencon- trer également dans le cours d'autres affections des voies urinaires.

Messieurs, quelle est la nature de l'affection qui nous oc- cupe ? Lorsque la maladie suit immédiatement la blennor- rhagie, on est enclin à supposer, tout d'abord, qu'il s'agit d'une uréthrite qui a passé à l'état chronique et s'est confinée dans le fond du canal et la région du col vésical. Mais, quand il s'est écoulé un certain intervalle entre l'écoulement blennorrhagique et l'apparition des accidents, ceux-ci sont de nature à faire soupçonner l'existence d'un rétrécissement, affection dont le malade présente tous les symptômes rationnels. Quand enfin, il n'y a pas de blennorrhagie dans les antécédents du sujet et qu'il n'y a plus de raisons pour croire à une uréthrite ou à un rétrécissement, les premières idées du chirurgien sont habituellement pour l'existence d'un simple catarrhe vésical ou d'un calcul.

Aussi est-il, dans ces cas, Messieurs, de première importance, avant de se prononcer, de faire une exploration complète et minutieuse du canal de l'urèthre, au moyen du cathétérisme. Pour cela, il est nécessaire de se servir des bougies exploratrices, dites à boule, désignées sous ce nom en raison du renflement olivaire qu'elles portent à leur extrémité vésicale. Ces bougies peuvent être classées en série, d'après le volume de leur boule terminale.

Supposons, Messieurs, que nous ayons à explorer l'urèthre d'un des malades qui nous occupe, comment procéderons-nous? Au lieu de prendre une bougie conique ordinaire, qui pourrait traverser un rétrécissement peu serré sans le déceler, et donnerait, par conséquent, des renseignements insuffisants pour le diagnostic, nous prendrons une de ces bougies à boule n° 12 ou 13 (filière de Charrière). Nous l'introduirons très-lentement et avec beaucoup de douceur jusqu'à ce qu'elle rencontre un obstacle ou que le malade accuse de la douleur. A ce moment, en tendant la verge modérément, nous marquerons avec l'ongle le point de la bougie qui correspond au méat urinaire, et, retirant l'instrument, nous mesurerons la distance qui sépare ce point de l'extrémité de la boule exploratrice. Chez les malades porteurs de l'affection qui nous occupe, la bougie est arrêtée à environ 14 ou 15 centimètres. L'instrument explorateur étant réintroduit, se trouve arrêté au même niveau; mais, attendons quelques secondes, et poussons-le avec douceur; nous sentirons alors que l'obstacle cède et que la boule s'engage dans une portion de canal, où elle glisse moins facilement et où elle détermine de la douleur, jusqu'au moment où, arrivée dans la vessie, elle devient complétement libre, en même temps que les sensations douloureuses cessent. Si, maintenant, nous retirons doucement l'instrument, nous constatons qu'il subit un premier arrêt et réveille la douleur, juste au moment où le talon de la boule butte contre le col vésical. On applique de nouveau l'ongle sur le point de la bougie qui correspond au méat urinaire, et, la retirant entièrement, on mesure la longueur totale de l'urèthre. Cette étendue est, en général, de 16 à 16 1/2 centimètres. Retranchant de cette longueur totale, celle obtenue dans la première mensuration, on apprend que la portion de l'urèthre où la boule a déterminé de la douleur et a éprouvé un certain degré de coarctation, présente une étendue d'environ 2 1/2 à 3 centimètres et correspond, par conséquent, aux régions membraneuse et prostatique du canal.

Souvent, après avoir retiré la bougie exploratrice, on constate, sur le talon de la boule, une certaine quantité de muco-pus assez épais, provenant d'une sorte de ramonage du canal dans la partie où la boule était serrée.

Après cette exploration, il n'est plus permis de songer à un rétrécissement, car si vous tenez compte des mensurations précédentes, ce rétrécissement siégerait à 14, 14 1/2, 15 centimètres, c'est-à dire dans les portions membraneuses et même prostatiques de l'urèthre ; or, si les rétrécissements de la portion musculeuse de l'urèthre existent, il ne saurait en être de même pour la région prostatique. Du reste, la facilité avec laquelle une boule même assez volumineuse (nos 13 ou 14), vainc l'obstacle et pénètre dans la vessie, démontre péremptoirement qu'il ne s'agit pas d'une coarctation de nature fibreuse.

Ce n'est pas non plus la prostate qui fait obstacle. En effet, s'il s'agissait d'une prostatite aiguë, cette affection ne se signalerait-elle pas, Messieurs, par une douleur vive, des troubles plus marqués de la miction, de la fièvre, etc., tous phénomènes d'acuité qui n'existent pas chez nos malades ? Il s'agit manifestement, chez eux, d'une affection chronique. Peut-il être question d'une hypertrophie de la prostate? Cette affection, il est vrai, a une marche chronique, par excellence ; mais, s'il s'agissait d'une hypertrophie d'un des lobes latéraux ou du lobe moyen de la glande, l'obstacle ne serait-il pas permanent, ne faudrait-il pas des instruments spéciaux, et des manœuvres spéciales pour pénétrer dans la vessie? Ce ne serait pas en poussant légèrement, que la bougie franchirait l'obstacle. Du reste, vous le savez, l'hypertrophie prostatique n'est pas une affection de l'âge adulte, elle se montre presque exclusivement chez les personnes d'un âge relativement déjà avancé. En outre, le toucher rectal à lui seul, permet d'affirmer qu'il ne s'agit pas de cette affection et encore moins d'une prostatite aiguë.

D'un autre côté, peut-on, Messieurs, songer à une affection purement vésicale ? non ; car si, chez ces malades, vous pratiquez le cathétérisme avec une sonde d'argent et si vous explorez la vessie, vous la trouverez normale ; vous ne trouverez rien dans ses parois, dans sa cavité; vous éliminerez donc l'idée d'un calcul, en même temps que l'aisance avec laquelle la sonde aura passé à travers l'urèthre, vous aura prouvé, une fois de plus, qu'il ne s'agit ni d'un, rétrécissement, ni d'une affection prostatique.

Donc, Messieurs, le diagnostic auquel on est forcément conduit, est le suivant : Etat subinflammatoire des portions de l'urèthre qui confinent à la vessie, c'est-à-dire des portions membraneuse et prostatique de l'urèthre.

Cet état subinflammatoire, que l'on désigne souvent sous le nom de cystite chronique du col, est évident chez plusieurs de nos malades, et sa pathogénie s'explique très-bien chez ceux d'entre eux qui présentent dans leurs antécédents une uréthrite avérée.

Mais on négligerait un des éléments les plus importants de la maladie, si l'on bornait son attention à l'élément inflammatoire. Outre celui-ci, il existe un spasme, une contracture de cet appareil musculaire complexe qui entoure l'extrémité vésicale de l'urèthre, auquel on a donné le nom assez vague de sphincter vésical, et qui se confond certainement avec les fibres musculaires des portions prostatiques et membraneuses de l'urèthre. Ce spasme, cette contracture sont manifestement consécutifs à la phlegmasie de la muqueuse, et ce fait n'a rien de surprenant, car il se rencontre dans un grand nombre d'organes musculeux lorsque la muqueuse sus-jacente est irritée et enflammée. Ce phénomène appartient à l'ordre des spasmes et contractures réflexes. Ici, l'agent qui entretient l'irritation et provoque le spasme, c'est l'urine, dont le contact se renouvelle fréquemment.

La subordination de l'élément spasmodique à l'élément inflammatoire, est évidente chez la plupart de nos malades ; mais, dans d'autres cas, l'élément inflammatoire semble faire défaut, et, au contraire, cet élément spasmodique occuper la première place dans les symptômes de l'affection. C'est là le cas du n° 17 qui, comme nous l'avons déjà dit, paraît ne jamais avoir eu de blennorrhagie dans ses antécédents, et qui, cependant certainement, ne cacherait pas cet accident de jeunesse, s'il avait existé, puisqu'il avoue d'autre part s'être livré à des excès de masturbation et de coït.

Il est même toute une catégorie de cas, dans lesquels l'élément inflammatoire manquant complétement, on ne peut même, découvrir aucune cause locale d'irritation. Nous n'avons pas, en ce moment, dans nos salles de type parfait ressortissant de cette catégorie. Il semble qu'il s'agisse alors d'une névrose primitive avec hyperesthésie et contracture de l'urèthre et du col vésical. Les sujets atteints sont névropathes au dernier point, analysent toutes leurs sensations, exagèrent leurs souffrances et présentent le cachet de l'hypochondrie. Nous verrons bientôt que, sous l'influence de cet état local, des lésions graves de l'appareil urinaire peuvent se développer.

Quel est l'avenir de ces malades ? Cette question, Messieurs, est généralement difficile à résoudre et le pronostic reste vague dans la plupart des cas. Nous pouvons cependant avancer que, lorsque l'affection se montre comme suite immédiate de la blennorrhagie, le pronostic peut être con-

sidéré comme relativement bénin. Mais si la guérison survient, il faut savoir qu'elle ne se montrera qu'après un
temps fort long, et, le plus souvent, à la suite de plusieurs
rechutes, alors même que les malades auront suivi exactement les lois d'une hygiène sévère et auront évité tout
excès, ce qu'il est, du reste, bien difficile d'obtenir de la
part de sujets jeunes. C'est le cas des nᵒˢ 15 et 33. Quoique
chez eux, l'affection ne paraisse pas très-opiniâtre au traitement, pour aucun des deux, cependant, je ne voudrais
promettre une guérison complète. L'un d'eux, le 33, va déjà
très-bien, il pourrait sortir ; nous avons vu successivement
les douleurs disparaître presque totalement et les besoins d'uriner devenir assez peu fréquents pour que ce malade ne soit plus obligé de se relever la nuit ; mais rien ne
nous permet de dire que cette grande amélioration sera
durable et que, d'ici à peu de temps, il ne sera pas repris des
mêmes accidents,

Quant aux malades nᵒˢ 38 et 64, le pronostic est plus
grave. Chez eux, les urines ont commencé à s'altérer et
laissent déposer une assez forte quantité de muco-pus au
fond des vases qui servent à les contenir. Le nᵒ 64 est malheureusement sorti de nos salles ; le nᵒ 38 se plaint de ma-
laises, de maux de ventre, de douleurs dans les reins et est,
depuis quelque temps, sujet à des accès fébriles irréguliers.

Ces phénomènes indiquent que la vessie, les uretères et
les reins commencent à s'altérer. Il est un fait connu en
pathologie, c'est que lorsque l'excrétion est entravée dans
un organe glandulaire, toutes les parties en amont ont une
tendance à s'altérer à leur tour, dans leur épithélium
d'abord, et, plus tard, dans leur parenchyme. L'appareil urinaire échappe moins que tout autre à cette
loi de pathologie générale, en raison de l'altération particulière de l'urine qui devient alcaline et, par suite, irritante.
Aussi, chez les malades atteints de cystite du col avec
spasme et contracture, chez ceux même qui, en dehors de
toute inflammation, présentent les symptômes de la contracture idiopathique, voit-on survenir facilement de l'amaigrissement, de la perte des forces, des accès fébriles, tous

phénomènes trahissant l'invasion d'une néphrite. Nous rappellerons, en outre, que cette affection peut porter une atteinte profonde au moral des malades, qui finissent par tomber dans un état hypochondriaque de plus en plus prononcé , conduisant même quelques-uns d'entre eux au suicide.

Avant de terminer ce que j'avais à vous dire du pronostic, je veux vous signaler, Messieurs, et à titre accessoire, que, dans le cours de cette affection les malades sont exposés à un accident peu connu, eu égard à son étiologie. Sous l'influence d'un effort, d'une fatigue exagérée, de l'exercice de l'équitation, ils peuvent être pris d'une forme d'orchite que Velpeau a décrite sous le nom d'orchite par effort. Selon moi, cette orchite par effort n'est, le plus souvent, que le résultat d'une cystite du col ignorée, et je vous en ai plusieurs fois donné la démonstration clinique.

Le traitement est très-difficile, et il faut vous attendre à éprouver des revers fréquents. Quelquefois même vous serez obligés de vous résoudre à des opérations graves pour guérir cette maladie.

Les *moyens médicaux* n'ont pas une grande action. Le bromure de potassium a pu rendre des services, dit-on, dans certaines formes névrosiques; mais, j'avoue, pour ma part, n'en avoir presque jamais retiré aucun avantage. Les préparations belladonées intus et extra sous forme de pommade ou de pilules de 0,01 centig. de poudre et d'extrait et à la dose de cinq ou six par jour, m'ont donné des résultats plus favorables. On a aussi préconisé les opiacés à l'intérieur et à l'extérieur; pour le n° 38, j'ai prescrit des injections sous-cutanées de morphine et je suis parvenu, grâce à elles, à diminuer le ténesme dont le malade souffrait. Les toniques sont utiles. Enfin, lorsque l'élément catarrhral prédomine, on peut avoir recours, avec avantage, aux préparations balsamiques. Mais, c'est encore aux modificateurs extérieurs que j'accorde le plus de confiance ; et, parmi ceux-ci, nul n'offre une efficacité comparable à celle de l'hydrothérapie qui, parfois, constitue le seul remède utile à l'exclusion de tout traitement local, surtout dans les formes où l'élément spasmodique prédomine. Inutile d'ajouter que les moyens hygiéniques, modération dans le coït, un régime régulier, etc., sont de la plus haute importance, et que les distractions, les voyages peuvent aussi venir en aide dans le traitement d'une affection où le moral est si fréquemment atteint.

Les *moyens chirurgicaux* ont une action réelle, mais variable selon les cas. Les injections uréthrales, ordinaires, astringentes, caustiques, sont sans utilité et souvent d'un effet détestable.

Il n'en est pas de même de la cautérisation directe des portions membraneuse et prostatique de l'urèthre. On peut la pratiquer au moyen du porte-caustique de Lallemand, mais je ne vous conseille pas d'avoir recours à ce moyen. Je lui préfère le procédé de M. Guyon qui consiste, à porter directement une solution de nitrate d'argent sur les points malades, à l'aide d'une bougie à boule percée d'un canal dans toute sa longueur. L'instrument étant introduit jusqu'au niveau des parties malades, on injecte deux à cinq gouttes de la solution caustique, avec une seringue de Pravaz adaptée à son extrémité externe.

Un autre moyen consiste dans la dilatation du canal à l'aide de bougies en gomme. Ce procédé est très-aisé à pratiquer. On prend dès le début une grosse bougie conique (n⁰ˢ 18, 19 ou 20 de la filière Charrière) qu'on introduit dans l'urèthre tous les jours ou tous les deux jours. On en augmente graduellement le volume et on les laisse en place à chaque séance, pendant environ une demi-heure. On peut arriver ainsi à une amélioration rapide. Ce procédé a réussi à amender rapidement les accidents chez notre malade n° 33. Si l'on a sous la main des sondes Beniqué, on pourra les employer; mais elles n'ont, à mon avis, aucune supériorité sur les bougies en gomme, et présentent même l'inconvénient d'irriter davantage et d'exposer à blesser l'urèthre, lorsqu'elles sont conduites par une main inexpérimentée.

Si ces moyens échouent, on peut avoir recours à la dilatation forcée. Elle a été appliquée par suite d'une assimilation entre la contracture de l'urèthre et celle du sphincter

anal dans les cas de fissure à l'anus. La dilatation brusque
de l'urèthre et du col s'obtient par la divulsion. Les résultats fournis par cette méthode de traitement dans les cas
qui nous occupent, ne sont pas encore bien connus. Pour
ma part, j'ai obtenu, par son moyen, une fois un succès re-
latif, mais dans un autre cas, où la contracture spasmodique jouait le rôle principal, je n'ai pas obtenu grand'chose,
car l'affection a récidivé rapidement.

Enfin, pour parer aux accidents de la contracture, on a
encore été conduit, Messieurs, à pratiquer la section du
sphincter vésical, soit de dedans en dehors, soit de dehors
en dedans.

L'uréthrotomie interne est, dans ces cas, une mauvaise
opération, car, ou bien la section ne porte que sur la muqueuse et est insuffisante, ou bien on incise trop profondément et l'on expose le malade à tous les dangers de l'infiltration d'urine.

La section de dehors en dedans est préférable. On pratique alors une véritable cystotomie et je donne la préférence
au procédé de taille médiane. Mais cette opération étant
grave par elle-même, on ne doit s'y résoudre que dans les
cas où les jours du malade sont menacés. Je n'ai pas encore
eu l'occasion de recourir à ce moyen extrême, mais il a
réussi entre les mains de plusieurs chirurgiens, alors que
tous les autres moyens avaient échoué et que la mort des
malades paraissait imminente.

TRENTIÈME LEÇON

Sur une forme d'ostéite suppurative.

Messieurs,

Vous avez pu examiner au lit n° 61 *bis* de la salle Saint-Augustin, un jeune homme âgé de 23 ans, qui est entré depuis quelques jours dans nos salles, pour se faire soigner d'une affection qu'il porte au tibia gauche.

Voici en quelques mots son histoire :

Il y a trois ans, il vit apparaître sans cause appréciable quelconque, au niveau de la crête du tibia et à l'union environ du quart inférieur de cet os avec ses trois quarts supérieurs, une tuméfaction de la grosseur d'une noisette, douloureuse à la pression, et qui le gênait dans la marche. Elle envahit peu à peu la face interne du tibia en prenant la forme d'une tuméfaction diffuse.

Inquiet de la persistance de cet état, il se décida, au bout d'un mois, à entrer à l'hôpital de Reims. Il y fut soigné par le repos et des frictions résolutives avec l'onguent napolitain. Sous l'influence de ce traitement, la tuméfaction diminua, les douleurs disparurent, et, au bout de trois mois de séjour à l'hôpital, il put sortir et reprendre ses occupations de garçon de magasin. Mais sous l'influence de la marche, de la fatigue, les douleurs ayant bientôt reparu, il se confia à un charlatan qui lui conseilla des frictions avec une pommade quelconque.

Bientôt apparut, sur le point le plus saillant de la tuméfaction, un abcès qui s'ouvrit spontanément, donna issue à du pus et dont l'ouverture resta fistuleuse. Ceci se passait environ huit ou dix mois après la sortie du malade de l'hôpital de Reims, c'est-à-dire environ quatorze mois après le début de la maladie. Par cette fistule, il ne vit à aucun moment d'esquille ou de fragment osseux quelque petit qu'il fût, se faire jour à l'extérieur. Le trajet fistuleux et les douleurs persistant, le jeune malade se décida au bout de quelque temps à rentrer à l'Hôtel-Dieu de Reims, et, après trois mois de séjour dans cet hôpital, la fistule était, dit-il, complètement fermée. Il en sortit il y a environ un an; mais, depuis cette époque, les mêmes phénomènes douloureux ont reparu à différentes reprises, et le malade a passé par diverses alternatives de mieux et de plus mal, les douleurs réapparaissant quand il reprenait ses occupations et disparaissant quand, au contraire, il cessait de travailler et prenait du repos. C'est pour que nous mettions un terme à cet état de choses qu'il est entré ces jours derniers dans notre service.

Aujourd'hui, nous constatons que le tibia gauche est le siége d'une tuméfaction très-manifeste, localisée exclusivement sur la diaphyse de l'os. Le gonflement ne débute qu'à quatre travers de doigt au-dessus des malléoles et remonte jusqu'à la partie moyenne de l'os dans une étendue d'environ 12 centimètres. L'épiphyse inférieure du tibia a conservé sa conformation normale. La tuméfaction se confond insensiblement en haut et en bas avec les parties voisines, d'où il résulte que la face interne du tibia paraît bombée et sa crête fortement allongée et déformée. La face interne de l'os malade, dans le point le plus saillant de la tuméfaction, mesure sept centimètres de largeur, tandis que le tibia sain, mesuré au même niveau, n'en présente que quatre.

Du reste, la tuméfaction n'est pas limitée à la face interne de l'os, car si l'on cherche à explorer par la palpation la face externe, on trouve les muscles de la région antérieure de la jambe soulevés à son niveau par une voussure profonde. L'augmentation de volume porte donc sur toute l'épaisseur de l'os et non point seulement sur un point limité de sa surface.

La peau est restée à peu près saine dans toute l'étendue de la tuméfaction : elle n'est le siége d'aucune rougeur, et a conservé sa mobilité sur les parties sous-jacentes, si ce n'est cependant, au niveau du point qui avait été le siége d'un abcès et d'une ouverture fistuleuse, dans le courant de l'année dernière.

Mais, je vous prie de le remarquer, Messieurs, cette adhérence est superficielle, et ne se signale à l'extérieur par aucune dépression, aucun enfoncement de la peau, comme cela arrive lorsque l'os sous-jacent a été atteint de nécrose. Quant au tissu cellulaire sous-cutané, il paraît épaissi dans toute l'étendue de la tuméfaction. La palpation révèle en outre une différence notable de température entre le siége de la tuméfaction et les parties saines voisines.

Les douleurs spontanées sont à peu près nulles : c'est à peine si le malade accuse avoir éprouvé parfois quelques élancements douloureux au niveau de la partie malade, avec quelques irradiations du côté du genou. Lorsqu'il souffre, il ne ressent le plus souvent qu'un vague sentiment de malaise dans toute l'étendue de la jambe; par contre, les douleurs provoquées sont assez vives,et la pression au niveau de la partie tuméfiée, force le malade à retirer brusquement sa jambe.

Cette sensibilité présente son maximum d'intensité au niveau de la partie la plus saillante de la tuméfaction, ou encore, en un point voisin de la partie inférieure de la tumeur, où une palpation minutieuse permet de reconnaître une petite saillie osseuse en forme d'aiguille qui soulève les téguments.

Au point de vue de son état général, le malade, s'il n'est pas vigoureux, présente du moins toutes les apparences d'une bonne constitution. Du reste, il affirme qu'en dehors de l'affection qui l'amène à l'hôpital, il a toujours joui d'une excellente santé.

En face d'une affection qui dure depuis trois ans sans s'amender, nous pouvons, Messieurs, dire qu'il s'agit d'une affection chronique, et nous ajouterons, d'une affection chronique de nature inflammatoire, puisqu'elle présente trois des symptômes caractéristiques de toute inflammation : gonflement, chaleur, douleur. Seul le phénomène rougeur manque ; mais vous savez qu'il en est habituellement ainsi dans les inflammations profondes, surtout lorsqu'elles ont une marche chronique. Du reste, chez notre malade, n'avons-nous pas une nouvelle preuve de la nature inflammatoire de la maladie dans l'existence antérieure de la suppuration ?

Il s'agit donc bien ici d'une lésion inflammatoire localisée au niveau du tibia. Si j'insiste sur ce fait, Messieurs, c'est qu'il nous permet d'éliminer immédiatement du diagnostic toutes les tumeurs du tibia, les exostoses et les périostoses. J'ajoute que ce n'est pas non plus une périostite pure et simple, car cette affection a une tendance à marcher vers la résolution ou à se terminer par la formation d'abcès sous-périostiques ; et d'ailleurs, si chez notre malade le périoste participe à l'inflammation, ce qui ne paraît pas douteux, le gonflement de la totalité du tibia prouve que le tissu osseux lui-même est enflammé.

Quelle est la nature de cette ostéite ?

Au point de vue étiologique, nous ne trouvons chez notre malade aucune cause extérieure, aucun traumatisme ; il affirme ne jamais s'être donné de coup un peu sérieux au niveau du tibia. La profession du malade a-t-elle pu jouer le rôle de cause prédisposante ? C'est à la rigueur possible, puisqu'il est garçon de magasin et qu'il se tient constamment debout ; mais, il faut le reconnaître, cette étiologie est bien vague. — Pourrait-on faire intervenir l'état général du sujet ? Non, car nous n'avons trouvé dans ses antécédents aucun signe de scrofule et aucun accident syphilitique. Du reste, il est jeune, il n'a que vingt-trois ans, et ce serait une exception de voir à cet âge des accidents tertiaires. L'affection serait-elle d'origine rhumatismale ? Cela est peu probable, car notre malade n'a jamais souffert de rhumatismes. Cependant, il accuse avoir été soumis pendant son enfance à l'action du froid humide ; il couchait dans le rez-de-chaussée d'une maisonnette de paysan où son lit reposait sur un sol dépourvu de parquet. Tout en tenant compte de cette influence, nous pouvons donc dire que l'étiologie de cette ostéite n'est pas nette.

Quant à la nature des lésions, vous n'ignorez pas que l'ostéite se présente sous les formes les plus variées. Nous devons donc actuellement rechercher quelle est la variété d'ostéite dont notre malade offre l'exemple.

Nous pouvons d'abord éliminer toute la classe des ostéites *épiphysaires* et *juxta-épiphysaires*, appelées ainsi parce qu'elles se développent au point d'union de la diaphyse et de l'épiphyse, et se montrent au moment de la croissance des os, alors que l'activité nutritive au niveau des cartilages dia-épiphysaires est la plus considérable. L'irritation inflammatoire peut alors être considérée comme une conséquence de la suractivité physiologique qui se passe à ce niveau.

Chez le malade qui fait le sujet de cette conférence, l'affection siége manifestement au niveau de la diaphyse; c'est une ostéite *diaphysaire*.

Or, on peut observer sur la diaphyse des os longs, un grand nombre de variétés d'ostéites, qui se distinguent par ce premier caractère, que les unes s'accompagnent de suppuration et que les autres ne suppurent pas. Parmi ces dernières, on doit noter l'ostéite *condensante hypertrophiante*. Comme chez notre malade, la suppuration a déjà eu lieu, comme il a présenté un abcès du tibia, dont l'ouverture a même persisté plusieurs mois, son cas peut être rangé dans la classe des ostéites suppuratives.

Mais la suppuration des os est souvent secondaire et symptomatique d'une lésion primitive du tissu osseux, telle que les tubercules des os, la carie et la nécrose.

S'agit-il chez notre malade de l'une ou l'autre de ces trois affections ?

Les dépôts tuberculeux sont beaucoup plus rares dans les os que ne le pensait Nélaton; ils siégent habituellement dans le tissu spongieux et se rencontrent presque exclu-

sivement chez les sujets atteints de tuberculisation pulmonaire : ce n'est pas le cas de notre malade.

La carie, dont la nature pathologique a été si bien élucidée par Ranvier et qui est caractérisée anatomiquement
par la dégénérescence graisseuse des éléments osseux,
atteint de préférence le tissu spongieux, dont elle entraîne
le ramollissement et la suppuration ; il en résulte des fistules intarissables donnant issue à du pus, parfois chargé
d'une sorte de poussière osseuse. Si l'on introduit un stylet
par cette ouverture, on pénètre le tissu osseux en rompant
les cloisons fragiles et dégénérées du tissu spongieux.

Chez notre malade, la lésion osseuse atteint le tissu
compact, et est limitée à une portion de la diaphyse ; en
outre la fistule qui a existé, s'est refermée beaucoup trop
vite pour qu'on puisse songer à l'existence d'une carie.

Existerait-il alors une nécrose limitée ?

Vous n'ignorez pas que les portions osseuses atteintes
de nécrose, et que l'on désigne sous le nom de séquestres,
se séparent des parties vivantes en déterminant des phénomènes de suppuration de longue durée. On observe alors
des fistules qui persistent jusqu'à l'expulsion complète des
séquestres. En outre, si l'on introduit une sonde ou un stylet
à travers les fistules cutanées, on arrive sur une surface
osseuse dure, plus ou moins rugueuse et qui, par la percussion, donne un bruit sec et caractéristique.

Chez notre malade, rien n'indique qu'il y ait eu ou qu'il
y ait actuellement une nécrose. Le gonflement de l'os est
très-limité, la fistule qui s'est produite et qui est actuellement fermée, a persisté seulement quelques mois, et n'a
donné passage à aucun séquestre, si petit qu'il fût ; et
d'ailleurs les phénomènes inflammatoires n'ont jamais présenté et ne présentent pas actuellement le degré d'intensité
qu'ils offrent dans la nécrose.

La forme d'ostéite suppurative dont notre malade nous
montre un exemple ne peut donc être rapportée, ni aux tubercules, ni à la carie, ni à la nécrose. Il s'agit d'une variété particulière d'ostéite idiopathique dont il me reste à
vous parler.

Au point de vue anatomique, elle consiste dans la formation, au sein d'un os atteint d'ostéite condensante ou raréfiante, de cavités remplies tantôt de pus, tantôt de fongosités.

Dans le premier cas, on peut dire qu'il s'agit d'un abcès intra-osseux ; dans l'autre, d'une lésion qui n'a pas reçu de dénomination spéciale, mais que l'on pourrait appeler ostéite fongueuse ou lacunaire.

Voici, en quelques mots, les caractères cliniques qui peuvent permettre d'arriver au diagnostic de ces formes particulières d'ostéites. On constate d'abord un gonflement de l'os, limité en un point assez circonscrit de son étendue. Bientôt ce gonflement s'accompagne d'une douleur très-variable dans son intensité et dans ses caractères : quelquefois très-vive et revenant par crises, elle est d'autres fois sourde et ressemble même plus à une simple sensation de gêne ou de malaise dans le membre qu'à une véritable douleur. Mais, chez tous les malades, elle a ceci de très-spécial, d'être intermittente, de revenir et de disparaître souvent sans cause appréciable. Cependant, elle se montre de préférence dès que le malade marche ou se fatigue un peu, pour cesser dès qu'il prend du repos. Ces mêmes accidents peuvent persister presque indéfiniment sans se modifier, si un traitement spécial n'y vient pas mettre un terme.

Lorsqu'on constate une ostéite présentant ces caractères, on doit soupçonner qu'il s'agit d'un abcès intra-osseux ou de cette forme d'inflammation osseuse caractérisée anatomiquement par la présence dans l'épaisseur de l'os, de cavités remplies de fongosités.

Des symptômes analogues pourraient cependant se montrer, dans certaines variétés d'ostéites condensantes non suppuratives, accompagnées de vives douleurs, et sur lesquelles M. Gosselin a dernièrement appelé l'attention en les désignant sous le nom d'ostéites *à forme névralgique*.

On pourrait donc au début hésiter dans le diagnostic ; mais l'ostéite condensante à forme névralgique, sans abcès, sans fongosités, s'observe surtout à la suite des traumatismes, et ne s'accompagne à aucun moment de suppuration. Au contraire, l'ostéite avec abcès intra-osseux ou avec espaces lacunaires remplis de fongosités, ne tarde pas à donner naissance à des abcès, qui s'ouvrent spontanément à l'extérieur ou sont ouverts par le chirurgien. À partir de ce moment, le diagnostic peut-être établi, selon moi, sur des bases solides. Dans les cas auxquels je fais allusion, tantôt le pus provient de l'os lui-même, tantôt de la surface du périoste. Des abcès sus-périostiques accompagnant un gonflement limité de l'os sous-jacent ont une très-grande importánce clinique ; ils indiquent presque toujours la présence d'un abcès intra-osseux ou du moins une altération limitée de l'os sous-jacent, consistant en cavités plus ou moins irrégulières, renfermant des fongosités. On les reconnaîtra après leur ouverture, en ce que le stylet rencontre, au lieu d'une surface dénudée, le périoste épaissi.

J'ai eu plusieurs fois l'occasion de traiter des cas de ce genre. J'ai, en particulier, observé un malade à Saint-Antoine, qui ressemblait à certains égards, à celui qui nous occupe aujourd'hui. Chez ce malade, la reproduction réitérée d'abcès sus-périostiques sans exfoliation ou dénudation osseuse à leur niveau, m'a fait diagnostiquer un abcès intra-osseux, et la trépanation de l'os m'a permis d'évacuer une cueillerée de pus réuni en foyer dans l'épaisseur de l'os.

La suppuration qui accompagne la forme d'ostéite que j'étudie ici peut, ainsi que je l'ai dit, provenir de l'os même, et non plus de la surface du périoste. Dans ce cas, l'ouverture extérieure communique avec la cavité de l'abcès ou avec les cavités remplies de fongosités creusées dans l'épaisseur de l'os ; le stylet, introduit dans les fistules, pénètre dans la substance osseuse, mais au lieu de donner les sensations propres à la carie ou à la nécrose, sur lesquelles je ne reviendrai pas, il parcourt un trajet de forme et d'étendue variable dont les parois sont résistantes, non friables comme dans la carie, et dont la cavité ne renferme aucun séquestre, si petit qu'il soit.

La forme d'ostéite sur laquelle je viens d'attirer votre attention, peut se rencontrer au voisinage des épiphyses : nous en avons eu un exemple chez le numéro 42 de la salle des hommes ; et, dans ce cas, elle succède à l'ostéite épiphysaire. Lorsqu'elle atteint la diaphyse d'un os long, sa pathogénie me paraît devoir être rapprochée de celle de l'ostéite épiphysaire.

De même que l'os augmente de longueur aux dépens des cartilages dia-épiphysaires, il prend de l'épaisseur par l'intermédiaire des périostes interne et externe. Il se passe au niveau de ces lames périostales, au moment de la plus grande croissance, une suractivité dans le travail formateur de l'os, pouvant sous certaines influences inconnues, dépasser les limites normales et prendre les caractères d'une véritable inflammation.

Je conclus donc en disant que, dans le cas qui nous occupe, il ne s'agit ni d'une ostéite symptomatique de tubercules des os, de carie ou de nécrose, ni de l'ostéite condensante à forme névralgique décrite par M. Gosselin, mais bien d'une ostéite interstitielle accompagnée d'abcès intra-osseux ou de cavités remplies de fongosités.

La maladie est relativement bénigne, en ce sens qu'elle ne compromet jamais l'existence, et qu'elle n'altère même en aucune façon la santé générale ; mais elle constitue une affection très-gênante, pénible même, et qui peut durer de longues années sans tendre à la guérison. C'est ainsi que le pus peut rester emprisonné dans l'épaisseur de l'os, pendant plusieurs années : Ce n'est que lorsqu'un travail inflammatoire plus actif se développe dans les lames superficielles de l'os et les ramollit dans un point plus ou moins circonscrit, que l'abcès peut s'ouvrir à l'extérieur. Mais on le comprend, le plus ou moins de rapidité de cette terminaison dépend beaucoup de l'épaisseur plus ou moins considérable de tissu osseux qui sépare le pus des parties extérieures. L'abcès reste alors ouvert pendant un temps plus ou moins long, quelquefois indéfini. On peut voir la même fistule se fermer et se rouvrir à différentes reprises, à moins que d'autres ouvertures ne se produisent au voisinage. Dans tous les cas, il est rare que la guérison spontanée se fasse, et les cavités creusées dans l'épaisseur de l'os, exigent presque toujours pour se combler l'intervention opératoire.

Le traitement général n'a aucune influence sur la guérison de cette affection, ce qui tend à prouver, une fois de plus, que la pathogénie doit être recherchée bien plus dans un état de suractivité du travail physiologique normal, formateur de l'os, que dans un état diathésique particulier du malade.

Cependant, comme le diagnostic exact ne peut pas être fait au début de l'affection, avant l'apparition de la suppuration, on devra commencer par prescrire le repos, des frictions résolutives avec l'onguent napolitain ou des révulsifs, tels que vésicatoires, application de pointes de feu sur le siége du mal. Cette médication, du reste, améliore momentanément l'état du malade; mais bientôt les mêmes accidents ne tardent pas à reparaître et, c'est seulement lorsque l'affection dure déjà depuis longtemps, ou lorsqu'on en a suivi la marche attentivement, qu'on peut soupçonner l'existence de cette forme d'ostéite avec abcès ou cavités fongueuses, dont je viens de vous entretenir.

Le diagnostic, une fois bien établi, il n'y a plus que l'intervention chirurgicale directe qui soit capable de guérir le malade, et le seul traitement consiste dans la trépanation de l'os ou l'évidement des cavités qu'il renferme.

Chez mon ancien malade de Saint-Antoine, dont je vous ai déjà parlé il y a un instant, j'avais formellement annoncé l'existence d'un abcès du tibia, et la trépanation de l'os m'a donné raison.

Chez notre malade actuel, je suis moins affirmatif sur la présence du pus ; mais, à défaut d'un abcès véritable, je puis vous annoncer d'avance que nous rencontrerons, au niveau de la tuméfaction du tibia, une ou plusieurs cavités creusées dans l'épaisseur de l'os et remplies de fongosités. J'ajoute, qu'en ouvrant l'abcès ou les cavités fongueuses, en évidant largement les cavités avec la gouge, nous en accélérerons ultérieurement la cicatrisation, et nous délivrerons le malade d'une affection qui le tourmente depuis trois ans.

Nous allons pratiquer cette opération devant vous. Nous ferons une incision cruciale sur le point le plus saillant de la tuméfaction; nous détacherons le périoste ; puis, à l'aide d'un petit trépan ou simplement de la gouge, nous enlèverons la partie superficielle de l'os, de manière à pénétrer dans la cavité que nous supposons exister. Cela nous permettra de donner écoulement au pus, s'il en existe, ou d'enlever toutes les fongosités et d'évider les parois osseuses de cette cavité. L'application de la bande d'Esmarch nous sera utile, en nous permettant d'opérer sans être gêné par l'écoulement du sang, et de juger exactement la nature et l'étendue des lésions.

Nota. — L'opération que nous venons de pratiquer, a confirmé le diagnostic que je vous avais donné. Après avoir incisé les téguments et détaché le périoste avec le grattoir, nous avons trouvé qu'au niveau du point le plus saillant de la tuméfaction, la lame superficielle de l'os était réduite à quelques millimètres d'épaisseur, et qu'elle recouvrait une cavité intra-osseuse du volume d'une petite noisette, à parois irrégulières, couvertes de fongosités et tapissées d'une couche de pus épais et blanchâtre. De cette cavité partait un petit canal dirigé de haut en bas, et qui aboutissait à la surface de l'os, précisément dans le point correspondant à la cicatrice cutanée de l'ancien abcès. Nous avons évidé la cavité et le trajet avec la gouge et régularisé les surfaces osseuses avec le ciseau et le maillet.

Une boulette de charpie trempée dans l'eau phéniquée et introduite dans la cavité osseuse, puis, recouverte d'un pansement à plat, constituera le traitement consécutif.

TRENTE-UNIÈME LEÇON

Fistules de l'espace ischio-rectal.

Messieurs,

Je désire vous entretenir aujourd'hui de quelques variétés de fistules à l'anus que vous rencontrerez fréquemment dans votre pratique, et dont vous pouvez voir divers exemples actuellement dans notre service, chez les malades couchés aux n°s 18, 19 et 33 de la salle Saint-Augustin. Je vous parlerai, en même temps, d'un cas analogue que nous avons observé, il y a deux ou trois mois, au pavillon Gabrielle. Ce dernier nous servira même de point de départ à notre description.

C'était un ancien militaire, âgé d'une cinquantaine d'années, encore fort et vigoureux, et qui portait au côté gauche de l'anus, à deux ou trois centimètres de son orifice, une ouverture fistuleuse unique. Le début des accidents lui avait échappé; il avait, sans cause appréciable, commencé à ressentir un peu de douleur au niveau du périnée, et bientôt après, il s'était développé un abcès dans le voisinage de l'anus. Celui-ci s'était ouvert spontanément et avait laissé à sa suite une fistule Malgré l'écoulement incessant de matières purulentes par l'orifice fistuleux, il continua à vaquer à ses occupations ; mais, au bout d'un certain temps, voyant que la suppuration ne tarissait pas, et, ennuyé des soins de propreté quotidiens qu'elle rendait nécessaires, il se décida à entrer à Saint-Louis pour que nous le débarrassions de cette continuelle incommodité.

Nous procédâmes à l'examen de la région malade. A ce sujet, je dois vous dire que la position classique pour l'exploration de la région anale, qui consiste à faire placer le malade dans le décubitus latéral, le siége au bord du lit, la cuisse inférieure dans l'extension, la supérieure dans la flexion forcée, est défectueuse à divers égards. Je lui préfère, dans la plupart des cas, le décubitus dorsal avec deux aides spécialement chargés de soutenir les membres inférieurs et de les maintenir en flexion forcée sur l'abdomen, comme cela se pratique pour l'opération de la taille. Dans cette situation, la rainure fessière est largement ouverte et permet au chirurgien, de faire une exploration de la région anale, aussi complète que possible. Le seul inconvénient de cette position, est de mettre parfois les muscles dans un état de tension, qui peut rendre difficile l'introduction du stylet dans les ouvertures fistuleuses et empêcher de parcourir les trajets dans toute leur étendue. Mais, rien alors n'est plus facile que de diminuer cet état de tension excessive, en priant les aides de ramener momentanément les cuisses dans la demi-flexion.

L'exploration des trajets fistuleux doit être pratiquée avec un instrument métallique; mais le stylet en argent, étant le plus souvent trop flexible, donne au doigt des sensations fausses ou tout au moins incomplètes. Mieux vaut se servir de la sonde cannelée de nos trousses, qui allie à une certaine flexibilité, permettant de la recourber en différents sens, une résistance plus considérable.

Chez notre malade, vous ai-je dit, l'on ne trouvait au périnée qu'une seule ouverture fistuleuse, située à quelques centimètres de l'anus sur le côté gauche. Une sonde pénétrait tout droit à travers la fosse ischio-rectale, jusqu'à six ou huit centimètres de profondeur, avant d'être arrêté par l'extrémité supérieure du décollement. Ayant alors introduit le doigt indicateur de la main droite dans le rectum, nous avons cherché à nous rendre compte du trajet parcouru par le stylet, de sa direction et nous assurer si le trajet fistuleux communiquait avec le rectum. En un mot, nous avons cherché à savoir, si nous avions affaire à une fistule complète,ou si, au contraire, l'orifice interne faisant défaut, nous devions admettre une fistule simplement borgne externe, se terminant supérieurement dans le tissu cellulaire péri-rectal. C'est à cette dernière conclusion que l'exploration combinée du stylet avec le doigt, nous a conduit. En même temps,elle nous a renseigné sur les dispositions intérieures du trajet et sur ses rapports exacts avec le rectum. Nous avons constaté que la fistule se dirigeait directement de bas en haut, et était séparée du doigt par une épaisseur assez considérable de parties molles, pour qu'il ne fût pas possible de penser qu'il existât un simple décollement de la muqueuse, comme cela se voit habituellement dans les fistules anales ordinaires, mais que le trajet passait dans le tissu cellulaire péri-rectal induré, en dehors de la tunique musculaire du rectum.

Après cette exploration, le diagnostic devenait très-simple; il était évident que la fistule avait eu pour origine une suppuration du tissu cellulaire de la fosse ischio-rectale qui, après s'être ouverte à l'extérieur, avait laissé une fistule. On comprend aisément la persistance de ces trajets fistuleux, lorsqu'on se reporte aux dispositions anatomiques de la région.

La cavité pelvienne est fermée en bas par le releveur de l'anus qui, du pourtour du bassin vient, en se dirigeant de haut en bas et de dehors en dedans, se jeter sur l'extrémité inférieure du rectum, en laissant en dehors de lui les tubérosités ischiatiques. Il résulte de cette disposition, qu'il existe entre le rectum et les ischions, de chaque côté, un espace triangulaire rempli de tissu cellulaire. Cet espace est limité, en bas par les téguments, en dedans par le rectum, en dehors par la face interne des tubérosités ischiatiques. De ces différentes parois, deux sont essentiellement mobiles et la troisième fixe ; de là, l'impossibilité matérielle pour les trajets que traversent cet espace, de marcher vers la guérison. En effet, tandis que la paroi externe reste absolument fixe et immobile, le releveur de l'anus et, par son intermédiaire, le rectum, sont soumis à des mouvements incessants, pour s'accommoder aux variations de capacité et de tension abdominale. En outre, l'ampliation et le resserrement alternatifs de l'intestin, les contractions du sphincter anal, changent continuellement les rapports des parois du trajet et empêchent les bourgeons charnus d'établir la cicatrisation.

Parfois même le trajet fistuleux remonte plus haut et se termine au-dessus du releveur de l'anus, dans l'espace décrit par M. Richet, sous le nom d'espace pelvi-rectal supérieur. Cet espace, également triangulaire et complètement analogue à l'espace pelvi-rectal inférieur ou fosse ischio-rectale, est compris entre l'aponévrose supérieure du releveur, le péritoine et le rectum. Un tissu cellulaire lâche et abondant le remplit et se continue sur les côtés avec celui des fosses iliaques, en arrière avec celui qu'on trouve dans le méso-rectum et la concavité du sacrum. Les suppurations qui prennent naissance à ce niveau, ne sont connues que depuis peu de temps ; elles s'ouvrent généralement à l'extérieur au niveau de l'anus et donnent lieu à des trajets fistuleux, que M. le professeur Richet a le premier décrits sous le nom de fistules *pelvi-rectales supérieures*. Ces abcès de l'espace pelvi-rectal supérieur n'ont pas, en général, une marche très-aiguë; aussi la suppuration, une fois établie, a peu de tendance à se porter sur les parties latérales et à envahir le tissu cellulaire des fosses iliaques. Il presse sur le releveur de l'anus, peu à peu l'érode et finit par le perforer pour venir finalement se faire jour à quelque distance de l'anus, en traversant le tissu cellulaire de la fosse ischio-rectale.

Chez notre malade, je ne voudrais pas affirmer qu'il s'agissait d'une de ces fistules de l'espace pelvi-rectal supérieur, parce que je ne me souviens pas exactement quelle était la longueur du trajet. Si cette longueur dépassait huit à dix centimètres, je pourrais affirmer que nous avions affaire à une fistule pelvi-rectale supérieure.

Lorsque la maladie est ancienne, il est assez fréquent de trouver plusieurs orifices fistuleux autour de l'orifice anal, communiquant tous avec la cavité suppurante, située au-dessus du releveur. Quoique ces trajets suivent le plus souvent une voie rectiligne, il peut cependant arriver que le pus, rencontrant certaineṡ résistances, soit gêné dans sa progression, se dévie de sa direction première et donne naissance à des trajets passant par des chemins divers et parfois très-éloignés en apparence. C'est ainsi que certains trajets, situés à leur origine du côté gauche, contournent le rectum et viennent s'ouvrir du côté droit. On désigne parfois cette variété de fistules, sous le nom de fistules *en fer à cheval*. Un de nos malades actuels, couché au n° 18 de la salle Saint-Augustin, nous en a fourni un bel exemple.

Il y a neuf ans, il vit apparaître, sans cause appréciable, sur le côté droit de l'anus, deux ouvertures fistuleuses , l'une en avant, l'autre en arrière. Trois ans plus tard, il s'en est formé une nouvelle sur la partie latérale gauche. Le malade a laissé les choses dans cet état jusqu'à ces jours derniers.

En explorant la fistule gauche, la dernière produite, nous avons constaté tout d'abord qu'elle se portait en avant en se rapprochant du rectum.Nous aurions pu nous en tenir là et croire qu'il s'agissait d'une petite fistule inter-sphinctérienne, développée dans l'épaisseur du sphincter anal. C'eût été une erreur, car poursuivant l'exploration, nous nous sommes bientôt aperçus qu'elle continuait son trajet, en se portant en arrière et à droite,et qu'elle finissait par venir s'aboucher, dans l'un des trajets fistuleux dont nous avons signalé l'existence au côté droit de l'anus. Cette fistule,disposée en fer à cheval,n'était donc autre chose qu'un diverticule d'un autre trajet plus important, siégeant à droite de l'anus et remontant à six ou huit centimètres dans la fosse ischio-rectale. Voici vraisemblablement quelle a été la marche de l'affection chez ce malade. Il s'est formé dans l'espace pelvi-rectal supérieur, un abcès qui s'est ouvert au côté droit de l'anus par deux trajets indépendants, dont un, trois ans plus tard, a envoyé un diverticule qui, contournant le rectum, est venu s'ouvrir sur le côté opposé à l'origine de la fistule.

La possibilité de ces dispositions un peu insolites est importante à connaître, au point de vue opératoire, si l'on

ne veut pas s'exposer à pratiquer des opérations incomplètes et par conséquent inutiles. Dans certains cas, l'erreur
de diagnostic est même encore plus facile, car il est de ces
trajets superficiels qui, dans leur parcours, s'abouchent
dans le rectum par une petite ouverture et qui, cependant,
plus loin, aboutissent à un trajet plus important remontant
plus ou moins haut du côté du bassin. L'importance pratique
de ces considérations, c'est que, croyant avoir affaire à une
fistule simple, on peut pratiquer une opération incomplète,
et que, quelque petite que soit la plaie qui résulte de l'incision, les malades ne guérissent pas, jusqu'au jour où l'on
découvre et incise le trajet profond.

Peut-on se mettre en garde contre ces erreurs ? Oui, car
ces fistules profondes présentent quelques caractères particuliers qui peuvent les faire soupçonner. Tels sont: l'an-
cienneté du début de l'affection et la pluralité des ouvertures fistuleuses qui, presque toujours, sont placées sur les
parties latérales de l'anus à plusieurs centimètres de cet
orifice et sur une ligne transversale qui réunirait les deux
ischions. Sans doute, ces signes ne sont pas pathognomo-
niques, mais sont cependant suffisants pour faire soupçonner immédiatement des fistules de l'espace pelvi-rectal. On
ne pourra en être sûr qu'après le cathétérisme des trajets
fistuleux. En effet, la hauteur à laquelle la sonde remonte,
et l'épaisseur des tissus qui séparent du cathéter le doigt
introduit dans le rectum, indiquent suffisamment qu'il ne
s'agit pas d'une fistule superficielle et que le trajet passe,
non pas sous la muqueuse, mais au milieu du tissu cellulaire péri-rectal, en dehors de toutes les tuniques du
rectum.

Une fois le diagnostic de la lésion établi, il faut rechercher sous l'influence de quelle cause elle s'est développée.
La fistule peut, en effet, avoir son origine : 1° dans une affection du rectum; 2° dans une altération des voies urinaires; 3° dans une lésion osseuse.

Les fistules d'origine ostéopathique sont généralement
assez faciles à reconnaître. Le pus peut venir de très-loin ;
par exemple, de la région lombaire et même dorsale de la

colonne vertébrale. Plus souvent, le pus a son origine dans une altération des os du bassin, ischion, sacrum, coccyx ou même pubis. Comment reconnaître ces altérations du squelette? Lorsqu'il existe un mal de Pott avec une collection purulente au pli de l'aine, rien n'est plus naturel que de rapporter l'écoulement purulent qui s'est fait jour sur les parties latérales du rectum, à la même origine vertébrale. En dehors de ces cas rares, il est d'autres signes dont on doit tenir compte. Les fistules ossifluentes donnent lieu à une suppuration beaucoup plus abondante que les fistules ordinaires. En outre, la direction de leur trajet n'est jamais directement ascendante; elle est ordinairement oblique de dedans en dehors, en se dirigeant vers un des os du bassin. Ajoutons que l'odeur du pus est souvent très-fétide. Ce sont ces considérations qui, chez un enfant atteint de fistule anale et infructueusement traité par divers chirurgiens, m'ont permis de déclarer qu'il s'agissait d'une fistule tenant à une altération osseuse. Après une série d'explorations, je finis, en effet, par sentir au moyen de la sonde, un point osseux dénudé, répondant à la face postérieure du pubis et une incision, pratiquée au niveau de cet os, me permit de mettre à découvert un séquestre et de l'extraire. A partir de ce moment, la fistule marcha rapidement vers la cicatrisation.

Je crois que le malade, couché au n° 19 de la salle Saint-Augustin, est un exemple de ces fistules ostéopathiques. C'est un vieillard qui, affecté de fistules anales depuis six ans, a été successivement opéré par divers chirurgiens des hôpitaux de Paris, sans avoir jamais pu obtenir une guérison définitive.

Peu de temps après son entrée dans notre service, nous avons largement incisé les trajets fistuleux qu'il portait; mais nous n'avons pu, malgré l'attention que nous avons apportée dans ces recherches, découvrir de lésion osseuse capable d'entretenir la suppuration. Ce n'est que ces jours derniers que, me livrant à une nouvelle exploration, je crois avoir découvert une altération du coccyx. Le stylet ne m'a pas donné des sensations très-nettes indiquant manifestement l'existence d'un séquestre, mais m'a cependant permis de constater que, si la surface de l'os n'est pas complètement dénudée, elle est du moins rugueuse et vraisemblablement le siége d'une altération. Du reste, je compte examiner de nouveau ce malade, et peut-être serai-je amené à pratiquer une résection partielle ou totale de l'os malade, dans le but d'en finir avec la persistance interminable de cette affection.

D'autres fois, avons-nous dit, on peut avoir affaire à des fistules urinaires. Celles qui donnent passage à de l'urine sont facilement reconnaissables à l'écoulement de ce liquide au moment de la miction. Nous n'avons pas à nous y arrêter. Mais il y a des fistules qui, sans communiquer avec la vessie ou l'urèthre, se sont cependant développées sous l'influence d'une lésion des voies urinaires, de la prostate ou des vésicules séminales. La pathogénie de ce genre de fistules n'est pas encore entièrement élucidée. Notre malade, couché au nº 33 de la salle Saint-Augustin, en est un exemple. Cet homme, depuis trois ans, est atteint de fistules multiples qui s'ouvrent de chaque côté de l'anus ; mais, au lieu de se diriger en arrière et de se terminer dans la cavité ou dans le voisinage du rectum, elles se dirigent toutes du côté du pubis et des voies urinaires. Elles n'ont jamais donné passage à la moindre goutte d'urine ; mais, par contre, le malade présente une lésion des voies urinaires qui consiste en un rétrécissement de l'urèthre siégeant à environ treize centimètres du méat. Ce rétrécissement, quoique peu serré, puisqu'il se laisse traverser par une bougie à boule nº 12, est suffisant pour avoir donné naissance à un état subinflammatoire dans les parties profondes du canal. Sous cette influence, il s'est développé vraisemblablement un phlegmon dans l'espace pelvi-rectal inférieur qui, s'étant ouvert à l'extérieur, a laissé à la suite les ouvertures fistuleuses que nous constatons aujourd'hui.

Quant aux fistules rectales proprement dites, elles peuvent se développer sous l'influence de causes excessivement variées, mais qui échappent souvent. Fréquemment, les malades ne peuvent donner aucun renseignement. Parfois, ils accusent, comme début, des hémorrhoïdes, des troubles du côté de la défécation ou un traumatisme ; d'autres disent qu'ils ressentaient déjà, longtemps avant l'établissement des trajets fistuleux, des pesanteurs dans le fondement, de la douleur du côté du rectum. Ces signes sont pour le chirurgien l'indice de l'existence probable d'hémorrhoïdes qui, comme cela arrive fréquemment, ont échappé à la connaissance des malades.

Quelquefois, ce genre de fistules reconnaît pour origine des rapports contre nature. Plus souvent, elles sont une manifestation de la diathèse tuberculeuse, quoique la pathogénie des abcès de l'espace pelvi-rectal chez les tuberculeux soit encore loin d'être élucidée. Quoi qu'il en soit, les signes de tuberculisation pulmonaire doivent être toujours soigneusement recherchés chez tous les malades atteints de fistule à l'anus.

Le pronostic des fistules profondes, d'origine rectale, est en général grave. Elles ne guérissent pas spontanément, quoique M. D. Mollière (de Lyon), auteur d'un traité récent sur les maladies de l'anus et du rectum, professe qu'on en obtient facilement la guérison au moyen des caustiques ou des injections. Je m'inscris complètement en faux contre cette assertion. Du reste, il n'y a qu'à se rendre compte de la disposition de ces fistules pour s'assurer qu'elles ne peuvent guérir spontanément par l'usage de simples moyens modificateurs.

Non-seulement elles ne guérissent pas spontanément, mais, en outre, si l'on veut en faire l'objet d'une intervention chirurgicale, l'on est forcé d'avoir recours à une opération grave, donnant même lieu quelquefois à des difficultés sérieuses et laissant après elle, non-seulement des plaies très-étendues dont la cicatrisation est très-lente ; mais, souvent aussi, un certain degré d'incontinence des matières fécales.

Puisque les fistules rectales ne peuvent guérir par les soins hygiéniques, les soins de propreté, l'engraissement des malades et même par les injections modificatrices, il faut avoir recours à l'incision des trajets fistuleux dans toute leur étendue et, par conséquent, sectionner le plan musculaire constitué par le releveur de l'anus. En effet, puisqu'on ne peut, en aucune manière, agir sur la paroi fixe constituée par les ischions, il faut sectionner le plan mobile (releveur de l'anus) et le rendre susceptible de venir s'accoler à la paroi opposée de l'espace ischio-rectal, c'est-à-dire l'ischion.

Cette section peut se faire par différents procédés, mais un seul convient à tous les cas, en raison de la hauteur à laquelle remonte le trajet et des nombreux vaisseaux qui entourent le rectum : c'est l'écrasement linéaire. Pour ces cas, il faut laisser de côté le thermo-cautère, parce qu'on ne peut pas sans danger enfoncer cet instrument à dix centimètres de profondeur. Il en est de même de l'anse galvanique coupante ; quoique employée par un certain nombre de chirurgiens, je crois qu'elle est d'un emploi peu commode dans ces fistules profondes et qu'elle expose à l'hémorrhagie.

La ligature élastique, tant préconisée récemment, peut convenir aux petites fistules, et je m'en suis servi plusieurs fois avec avantage ; mais, dans les cas de trajets fistuleux s'enfonçant profondément dans le périnée, non-seulement ce procédé est insuffisant, mais il détermine des douleurs épouvantables, et peut être l'origine d'accidents inflammatoires très-graves.

La seule méthode applicable aux fistules rectales profondes est la section extemporanée. On peut se servir du serre-nœud de Maisonneuve ; mais, l'écraseur linéaire de Chassaignac est encore d'un emploi plus sûr, parce qu'il met mieux à l'abri de l'hémorrhagie. L'opération de la fistule à l'anus est certainement l'une des applications les plus brillantes de cet instrument. On procède comme suit : on perfore l'intestin avec la sonde cannelée au niveau de l'extrémité supérieure du trajet, puis remplaçant la sonde par un stylet auquel est fixée, au moyen d'un fil, la chaîne de l'écraseur, on cherche à accrocher son extrémité rec-

tale au moyen du doigt introduit dans le rectum et à l'attirer à l'extérieur à travers l'orifice anal. Cette dernière
partie de la manœuvre est quelquefois difficile à exécuter,
en raison d'un défaut de flexibilité suffisante de l'instrument. Dans ces cas, il est bon de remplacer le stylet par
un fil de fer mince et très-flexible, ou même une bougie en
gomme, en y adaptant, comme dans le premier cas, un
fil et la chaîne. La manœuvre devient alors très-simple. Il
suffit de tirer le fil de fer à travers l'orifice anal pour entraîner la chaîne de l'écraseur. Une fois celle-ci en place et
articulée au manche, on procède à la section des tissus
très-lentement et suivant les règles de l'écrasement linéaire, c'est-à-dire à raison environ d'un cran par minute.
Sans cette précaution, on s'expose à avoir à compter avec
une hémorrhagie, dont il sera difficile de se rendre maître
dans une plaie profonde, au milieu de tissus indurés et
très-vasculaires, alimentés qu'ils sont par des branches
artérielles volumineuses.

Il est évident que l'opération doit être complétée par
l'incision des trajets accessoires et superficiels. On peut
alors avoir recours au bistouri ou au thermo-cautère.

Les soins consécutifs ont une importance capitale. De
là dépend souvent le succès de l'opération et la guérison.
Les fistules pelvi-rectales supérieures, une fois qu'elles ont
été opérées, réclament l'emploi de la mèche. Celle-ci sera
conduite sur le doigt jusqu'au-dessus de la limite de la fistule et soigneusement interposée entre les lèvres de la
plaie.

Il ne me reste plus, Messieurs, qu'à vous dire quelques
mots d'un point de pratique que je considère comme des
plus importants à connaître. Toutes les fois que vous pra-
tiquerez une opération sur le rectum ou le périnée, vous
devrez vous attendre à des accidents de rétention d'urine
chez votre malade. Il n'est pas besoin pour comprendre ces
phénomènes d'invoquer une altération des voies génito-
urinaires. Ils sont d'ordre réflexe et tiennent, soit à une
contracture du col, soit à une parésie des fibres musculaires de la vessie. Vous devrez donc toujours revoir votre

malade dans la journée même, vous informer s'il a uriné et le sonder immédiatement s'il ne l'a pas fait.

De cette notion résulte encore un autre précepte : celui de toujours explorer les voies urinaires avant de pratiquer une opération sur le rectum pour vous assurer qu'il n'existe aucun rétrécissement. Souvent les malades ont des coarctations de l'urèthre dont ils ne se doutent pas ; si ces malades sont pris d'une de ces rétentions d'urine d'ordre réflexe après l'opération que vous aurez pratiquée, vous pourrez vous trouver à l'improviste dans l'impossibilité de les sonder et les exposer ainsi à des accidents graves que vous auriez évités, si, avant de pratiquer l'opération, vous aviez commencé par dilater le canal de l'urèthre par les moyens appropriés.

TRENTE-DEUXIÈME LEÇON

Du spina-bifida sacro-lombaire

Messieurs,

Je désire vous entretenir aujourd'hui d'une jeune enfant, atteinte d'un vice de conformation relativement assez fréquent, et qui soulève quelques questions intéressantes de pratique chirurgicale.

Cette petite malade, âgée de quatre mois, est le produit d'une première grossesse. Sa mère, qui n'a que dix-neuf ans, n'est atteinte d'aucun vice de conformation et a toujours joui d'une santé satisfaisante. Sa grossesse a été normale et a parcouru toutes ses périodes, sans que l'enfant ait été soumis à une violence extérieure quelconque, pendant la vie intra-utérine. L'accouchement lui-même a été facile et s'est effectué normalement à la fin du neuvième mois de la grossesse.

Dès la naissance, la mère a remarqué que cette enfant portait à la partie la plus inférieure de la région lombaire, une petite tumeur du volume de la seconde phalange du pouce, et dont la surface constituée par la peau, était simplement parcourue par quelques arborisations bleuâtres. Cette tumeur ne s'est guère modifiée pendant le premier mois, mais, à partir de cette époque, elle a augmenté assez rapidement de volume, pour atteindre graduellement ses dimensions actuelles et revêtir les caractères extérieurs que nous constatons aujourd'hui.

Cette tumeur, du volume d'une pomme, est située exac-

tement sur la ligne médiane du tronc ; elle est assez régulièrement arrondie, mais l'on peut cependant distinguer à
sa surface quelques petites bosselures, dues sans doute à
la moindre résistance des enveloppes sur certains points.

Appliquée sur la colonne vertébrale par une large base,
assez mobile dans le sens transversal, elle reste à peu près
fixe lorsqu'on cherche à lui imprimer des mouvements
dans le sens vertical, ce qui semble indiquer qu'elle adhère
profondément au squelette de la région.

La peau qui la recouvre a perdu son apparence normale. Elle paraît d'une minceur extrême et réduite à une
pellicule dans la plus grande partie de son étendue. Elle
est lisse, brillante et présente une coloration violacée particulière, due à de fines arborisations vasculaires qui la
parcourent en tous sens. Ce n'est qu'au pourtour de la tumeur, dans le voisinage de son point d'implantation, qu'elle
semble avoir conservé son épaisseur et sa coloration
presque normales. Il en est de même tout à fait au centre
de la production morbide, où la peau, manifestement plus
épaisse et plus résistante à la palpation que dans les autres
points, se montre sous l'apparence d'une plaque jaunâtre à
bords irréguliers. Nous verrons dans un instant quelle importante signification a cette plaque, au point de vue du
diagnostic des parties contenues dans la tumeur.

Au toucher, la tumeur est molle, rénitente et donne une
fluctuation manifeste. De plus, je dirai qu'elle est tout à
fait transparente, ce dont on s'assure facilement en l'interposant entre l'œil et une lumière, comme cela se pratique
pour l'hydrocèle. En aucun point, nous n'avons pu percevoir de tache opaque, malgré le soin que nous avons mis
à rechercher ce caractère, qui aurait une grande valeur
pour le diagnostic des parties contenues dans son épaisseur.

La tumeur est complétement irréductible. La compression avec la main ne la fait nullement diminuer de volume
et ne détermine chez l'enfant aucun trouble fonctionnel.
Nous n'avons pu observer ni paralysie, ni convulsions,
quelques limitées qu'elles soient. De même, les cris de l'enfant ne changent en aucune façon le volume et le degré

de tension de la tumeur. En outre, elle paraît indolente, car on peut la prendre entre les doigts, lui imprimer des mouvements de latéralité, la comprimer même assez fortement, sans que l'enfant accuse la moindre gêne.

La petite malade ne présente, du côté des membres inférieurs, aucun trouble de motilité ou de sensibilité capable de faire supposer l'existence d'une lésion de la moelle. Enfin, et pour terminer, disons qu'elle paraît jouir d'une bonne santé générale, qu'elle tète bien et qu'elle ne porte aucun vice de conformation autre que celui pour lequel sa mère l'a confiée à nos soins.

Quelle est la nature de cette tumeur?

Son siége sur la ligne médiane du tronc, sa situation au niveau de la région lombo-sacrée, son origine congénitale, sont autant de raisons pour admettre, *a priori*, qu'il s'agit d'un spina-bifida, c'est-à-dire d'un vice de conformation consistant dans la fissure des arcs vertébraux, avec issue des enveloppes de la moelle et peut-être même de la terminaison de l'axe médullaire.

Je n'ai pas l'intention, Messieurs, de vous faire ici l'histoire complète de ce vice de conformation, histoire que vous possédez dans vos traités classiques; je me bornerai à attirer votre attention sur les points qui offrent le plus d'intérêt au point de vue pratique.

Inutile, Messieurs, de vous rappeler ici toutes les théories au moyen desquelles on a voulu expliquer la formation du spina-bifida. Tout le monde est d'accord aujourd'hu que ce vice de conformation est dû à un arrêt de développement de la colonne vertébrale. Il suffit de se rappeler comment se développent à l'état normal la moelle et la colonne vertébrale, pour se convaincre que l'arrêt de développement, est la seule théorie capable d'expliquer les différentes formes sous lesquelles peut se montrer l'hydrorachis, nom sous lequel on désigne aussi quelquefois le spina-bifida.

Dès les premiers jours de la vie embryonnaire, on voit naître sur les côtés de la corde dorsale et, successivement, de l'extrémité céphalique à l'extrémité caudale, des plaques dites protovertébrales, destinées à devenir les rudiments des vertèbres. Ces plaques, en s'incurvant en avant, ne tardent pas à entourer la corde dorsale, pour constituer plus tard les corps vertébraux, en même temps qu'elles envoient en arrière des prolongements qui, marchant à la rencontre les uns des autres en arrière, constituent bientôt un canal destiné à contenir la moelle.

Plus tard, ces protovertèbres se segmentent et partagent la colonne vertébrale en parties distinctes, toutes prêtes à être envahies par le travail d'ossification. Le développement plus tardif des lames postérieures, comparé à celui des lames antérieures, explique pourquoi le spina-bifida postérieur est beaucoup plus fréquent que l'antérieur, puisque en arrière, une ouverture capable de laisser passer la moelle et ses enveloppes, subsiste beaucoup plus longtemps.

La soudure des arcs cartilagineux en arrière ne se fait pas dans toute l'étendue de la colonne avec la même rapidité ; elle débute au niveau de la région dorsale et ne s'effectue que plus tard dans les régions cervicale et lombaire. Ce dernier phénomène rend bien compte pourquoi l'hydrorachis occupe presque toujours la région lombaire, qui, la dernière envahie par l'ossification, se trouve beaucoup plus sujette que toute autre à laisser entre les lames postérieures une ouverture, par où peuvent venir faire hernie la moelle et ses enveloppes.

Mais quelle est la cause de cet arrêt de développement, quel est le travail pathologique sous l'influence duquel il se produit ? Nous ne pouvons le dire. Dans le cas de notre petite malade, en particulier, nous ne trouvons rien qui soit capable d'expliquer la production du vice de conformation qu'elle porte ; sa mère n'a pu nous signaler aucun antécédent héréditaire quelconque ; sa grossesse a été normale, et, pendant son cours, l'enfant n'a été soumise à aucune violence extérieure. Mieux vaut donc laisser de côté cette question, sur laquelle tant de points obscurs restent à éclaircir.

Quelle est la constitution anatomique de la tumeur que nous avons sous les yeux ?

Je vous rappellerai brièvement que le spina-bifida présente à étudier les enveloppes de la tumeur, les parties qu'elle contient, enfin l'orifice de communication de la poche avec le canal vertébral.

Les enveloppes sont constituées par les téguments de la région.La peau présente rarement son apparence normale, et, dans le cas qui nous occupe, vous avez vu qu'elle est considérablement amincie, qu'elle est lisse et luisante et comme réduite à une sorte de pellicule. Le tissu cellulaire sous-cutané a participé à l'atrophie de la peau et a presque complétement disparu.

Au-dessous des téguments, on trouve la dure-mère rachidienne doublée du feuillet épithélial de l'arachnoïde. Cette membrane fibreuse subit généralement aussi une atrophie partielle ; aussi est-elle le plus souvent amincie par places et si adhérente aux téguments, qu'il est fort difficile de l'en séparer.

Ainsi constitué, le sac contient un liquide plus ou moins abondant, suivant le volume de la tumeur. Il est le plus souvent séreux, limpide et citrin. Ce liquide, très-intéressant à étudier au point de vue de sa composition chimique, renferme une proportion d'eau très-considérable. On y rencontre quelques sels, tels que des chlorures de sodium et de calcium, des phosphates, un peu de sulfate de soude. Quelquefois, il renferme de l'urée en petite quantité, et, d'autres fois encore, une fort petite proportion d'une substance très-voisine du sucre de raisin. Mais, par contre, on n'y trouve que fort peu, et, plus souvent, pas trace d'albumine. Ces caractères chimiques ne se rencontrant généralement pas dans les autres liquides de l'économie, ont une grande valeur au point de vue du diagnostic, et peuvent servir à distinguer le spina-bifida des autres tumeurs liquides qui peuvent la simuler.

Mais quel est le siége exact de cette collection de sérosité ? Le liquide s'est-il primitivement épanché entre la moelle et ses enveloppes (méningocèle ou hydrorachis externe), ou bien, dans le canal central de la moelle (hydrorachis interne). Disons de suite que la méningocèle est très-exceptionnelle et que le plus souvent le liquide siége dans l'épaisseur de l'axe médullaire lui-même. Ce fait anatomique , très-longtemps méconnu, est actuellement mis hors de doute. Il en résulte que la moelle distendue par le liquide, pénètre fréquemment dans la poche et devient partie constituante de la tumeur. Mais la disposition qu'elle y prend est très-variable. Parfois elle pénètre dans le sac, y décrit une anse et rentre dans le canal vertébral. D'autres fois, et particulièrement dans les spina-bifida sacro-lombaires, la moelle dissociée éparpille ses filets nerveux dans la poche. On trouve alors parfois, au milieu d'eux, une partie un peu plus résistante qui représente l'extrémité caudale de la moelle et qui va s'insérer sur un point de la poche. Virchow a montré qu'au niveau de cette insertion, il existe presque toujours, soit une dépression de la surface de la tumeur, soit une plaque due à l'épaississement local des parois. Nous verrons, dans un instant , quelle importance diagnostique peut avoir la constatation de cette plaque.

Il nous reste à indiquer, Messieurs, quels sont les caractères de l'ouverture qui fait communiquer la tumeur avec le canal vertébral. Cet orifice tient à l'écartement des lames et des apophyses épineuses et occupe généralement l'étendue de plusieurs vertèbres. Il est plus ou moins large. Il persiste généralement indéfiniment ; cependant, lorsqu'il est étroit et réduit à l'état de fissure, il peut, par la marche du développement, s'oblitérer spontanément et permettre la guérison spontanée. Cette oblitération se fait, soit par rapprochement graduel des arcs vertébraux, soit par la formation d'un épaississement fibreux à la base du collet qui rétrécit graduellement l'orifice et le férme à la longue.

Maintenant que nous avons rappelé les principales con-- ditions anatomiques du spina-bifida, revenons, Messieurs, à notre petite malade et cherchons à mettre ces données à profit pour le diagnostic.

Celui-ci comprend trois points principaux : 1° reconnaître le spina-bifida ; 2° déterminer si l'on a affaire à une simple méningocèle ou si la moelle et ses enveloppes font partie de la tumeur ; 3° se rendre compte des rapports qu'affecte la tumeur avec le rachis.

Je vous ai dit, Messieurs, que, chez notre petite malade, le siége de la tumeur sur la ligne médiane, sa transparence, son adhérence avec les parties profondes, sont bien de nature à nous faire penser qu'il s'agit d'un spina-bifida. Quant à une certitude absolue, nous ne pouvons la tirer de ces seuls caractères, car plusieurs signes habituels de l'affection, tels que la réductibilité de la tumeur et son augmentation de volume sous l'influence des cris et des efforts de l'enfant, nous font complétement défaut. De même, nous n'avons pas pu, par la palpation, en raison de la tension de la poche, sentir directement l'ouverture que nous supposons devoir exister au niveau des vertèbres.

Serions-nous donc en face d'une autre affection qu'un spina-bifida, et en particulier d'un de ces kystes congénitaux à origine le plus souvent inconnue, mais qui, comme l'hydrorachis, se développent sur la ligne médiane, soit au cou, soit et plus souvent au niveau de la région sacrococcygienne ?

Ces tumeurs kystiques ou polykystiques, il est vrai, n'adhèrent généralement pas si fortement au squelette que le spina-bifida, et vous vous rappelez que, dans le cas qui nous occupe, la tumeur, si elle est assez mobile latéralement, se laisse fort peu déplacer lorsqu'on lui imprime des mouvements dirigés de haut en bas. Le diagnostic est parfois fort difficile et je pourrais vous citer maints exemples dans lesquels des erreurs très-préjudiciables au malade ont été commises. Dans le cas qui nous occupe, nous avions donc à la fois des raisons pour et des raisons contre l'admission d'un spina-bifida ; il fallait sortir d'embarras et pour cela pratiquer une ponction dans la poche. C'est ce que nous avons fait, il y a deux jours, en nous servant de l'aiguille la plus fine de l'aspirateur de Potain. Nous avons enfoncé le petit trocart sur les parties latérales de la tumeur, dans le but d'éviter autant que possible la lésion des éléments nerveux qui peuvent exister dans la poche. Nous avons retiré environ 70 grammes d'un liquide citrin, limpide, qui renfermait, outre des chlorures de sodium et de calcium, un peu de sulfate de soude et une très-petite proportion d'urée. Il ne contenait ni sucre ni albumine. ·

L'évacuation de la poche m'a permis, en outre, d'examiner l'état des vertèbres sous-jacentes et de constater un écartement des arcs vertébraux. Cette exploration, jointe à l'analyse chimique dont je viens de vous donner les résultats, nous a permis d'affirmer que la tumeur que porte notre petite malade est bien un spina-bifida.

Mais là ne doit pas s'arrêter le diagnostic. Il est de la plus haute importance, au point de vue du pronostic et du traitement, de déterminer, autant que possible, si la tumeur contient ou ne contient pas d'éléments nerveux. Dans le cas qui nous occupe, il est évident qu'il ne faut pas s'attendre à la présence de la moelle au sein de la tumeur. Si le spina-bifida siégeait plus haut, la moelle pourrait pénétrer dans la poche, y décrire une ou plusieurs inflexions et rentrer dans le canal vertébral ; mais comme, chez cette enfant, l'affection siége au niveau de la région sacro-lombaire, nous ne pouvons y rencontrer que les éléments de la queue de cheval et le prolongement caudal de l'axe médullaire. Ces éléments existent-ils au sein de la tumeur ? L'absence complète de trouble fonctionnel, convulsif ou paralytique sous l'influence de la compression de la poche et sa transparence complète avant la ponction, sont des caractères qui semblent indiquer qu'aucun élément nerveux ne participe à sa constitution. Par contre, l'existence à la peau de la plaque jaunâtre et épaisse, que nous avons signalée au centre de la tumeur, doit nous faire supposer qu'elle renferme des éléments nerveux. D'après Virchow, en effet, toutes les fois qu'on observe au centre de la tumeur une dépression ou un épaississement de la peau sous forme de plaque, c'est un signe que la moelle s'attache et adhère en ce point par quelque prolongement. Il est donc très-vraisemblable que nous avons affaire à un hydrorachis interne. Cette conclusion est du reste encore appuyée par les résultats de quelques statistiques, qui montrent que l'hydrorachis interne est beaucoup plus fréquent que l'hydrorachis externe. En effet, Giraldès, sur trente cas de spina-bifida, en a trouvé vingt-cinq dans lesquels la moelle faisait partie de la tumeur. L'on ne saurait donc, dans les cas analogues à celui de notre petite malade, faire trop de restrictions avant de se prononcer catégoriquement sur la nature exacte des parties contenues dans la poche.

Quel est, Messieurs, l'avenir réservé à cette enfant? Il n'est certainement pas brillant, car, soit qu'on abandonne l'affection à elle-même, soit qu'elle devienne l'objet d'une intervention chirurgicale, les malades sont voués à une mort presque certaine.

Le moindre coup, le décubitus dorsal, suffisent parfois pour déterminer la rupture de la poche, l'inflammation du sac et la mort au milieu des symptômes de la méningite rachidienne. Cependant, l'ouverture de la tumeur n'est pas toujours mortelle, et, dans quelques cas exceptionnels, on peut voir, après évacuation et reproduction plusieurs fois répétées du liquide, survenir la guérison spontanée. Plus souvent, et comme je vous le disais déjà tout à l'heure, la guérison se fait par oblitération de l'ouverture du rachis ; qu'elle soit due au développement naturel de l'enfant et au rapprochement graduel des lames vertébrales, ou qu'elle ait pour origine un travail inflammatoire limité au collet de la tumeur, entraînant le rétrécissement de l'orifice par épaississement fibreux. La poche constitue alors un kyste isolé du canal vertébral et peut devenir compatible avec une existence assez longue. Ainsi, M. Broca a pu présenter à la Société de chirurgie un malade, porteur d'un spina-bifida énorme et qui, malgré cela, était parvenu à un âge avancé.

Du reste, le pronostic est variable suivant les circonstances. Il est évident qu'il est beaucoup plus grave lorsque la moelle et les nerfs rachidiens prennent part à la constitution de la tumeur que lorsqu'il s'agit d'une simple méningocèle. Aussi, dans le cas particulier qui nous occupe, où la présence des éléments nerveux, quoique douteuse, est assez probable, doit-on rester très-réservé au sujet du pronostic, mais le porter plutôt mauvais que bon.

Comme traitement, quelle est, Messieurs, la conduite à tenir en présence d'un spina-bifida? D'une manière générale, et en particulier dans les cas où, comme dans le nôtre, la tumeur peut renfermer des éléments nerveux, il faut bien se garder d'attaquer la tumeur par les moyens chirurgicaux. Il faut laisser à la nature le soin de la guérison. On peut cependant aider ce résultat par quelques moyens appropriés. La compression continue de la tumeur, qu'on obtient en badigeonnant sa surface avec du collodion, est un des plus efficaces et des moins dangereux.

Dans quelques cas, on est autorisé à avoir recours à un traitement un peu plus actif et à pratiquer la ponction de la tumeur à sa base avec un trocart capillaire. Cette méthode présente certainement des dangers : une statistique de Giraldès montre que, sur vingt-deux enfants traités par ponction, douze sont morts ; mais il faut dire aussi que cette statistique n'a pas une très-grande valeur, car il y manque l'indication de l'état du spina-bifida. La ponction seule est généralement insuffisante, car elle est suivie de la reproduction rapide du liquide. Nous l'avons déjà pratiquée une fois chez notre petite malade, dans le but d'assurer le diagnostic ; elle n'a été suivie d'aucun accident, mais, dès le lendemain, nous constations que la tumeur avait repris les mêmes dimensions qu'elle avait avant la ponction. Je crois que nous pouvons revenir à ce moyen ; seulement, nous le ferons suivre immédiatement d'une application de collodion sur la poche, de manière à la comprimer et à s'opposer, autant que possible, à la reproduction du liquide. Tout autre traitement est absolument contre-indiqué : les injections irritantes de teinture d'iode, la cautérisation, l'excision, la ligature simple, la ligature élastique ne pouvant s'appliquer qu'aux cas où l'ouverture du rachis est oblitérée ou très-petite.

TRENTE-TROISIÈME LEÇON

Kyste du maxillaire inférieur.

Messieurs,

J'opérerai tout à l'heure devant vous un malade entré depuis quelques jours dans nos salles, et qui porte, au niveau de la mâchoire inférieure, une tumeur des plus intéressantes, en raison des questions de diagnostic qu'elle soulève.

Cet homme, que vous avez pu examiner au lit n° 63 de la salle Saint-Augustin, est âgé de 69 ans et exerce la profession de menuisier. Il paraît très-vigoureux, et quoiqu'il ait mené une vie des plus aventureuses, il a toujours joui d'une excellente santé. On ne trouve dans ses antécédents et dans ceux de sa famille, aucune trace d'état diathésique quelconque.

Quant à la tumeur pour laquelle il entre à l'hôpital, le malade, qui paraît peu soucieux de lui-même, ne donne sur son développement que des renseignements assez vagues et même probablement faux à certains égards.

Le mal aurait débuté, dit-il, il y a une dizaine d'années, par une petite grosseur siégeant au niveau de l'os malaire du côté droit; mais il nous paraît certain qu'il y a, à ce sujet, erreur de la part du malade, et que la première tuméfaction perçue par lui devait plutôt avoir pour siége l'épaisseur de la joue. Quoi qu'il en soit, la tumeur, pendant neuf ans, est restée complétement indolente, et n'a pas dépassé le volume d'un petit œuf. Ce n'est qu'à partir de l'an-

née dernière qu'elle a acquis les dimensions énormes que
nous constatons aujourd'hui, et qu'elle a commencé à
être gênante, et à devenir le siége de quelques élancements
douloureux. Ce n'est même, dit-il, que depuis six mois
qu'elle fait saillie dans la bouche et donne lieu à des troubles du côté de la mastication et de la déglutition.

Voici les caractères que cette tumeur présente aujour-
d'hui : régulière, sphérique, elle soulève la peau de la joue
et de la région parotidienne du côté droit, dans toute leur
étendue et y fait une saillie du volume des deux poings.
Elle s'étend : d'une part, de l'apophyse mastoïde et de l'o-
reille à la commissure labiale ; d'autre part, du bord inférieur du maxillaire inférieur à l'apophyse temporale de
l'os malaire. Ses limites, très-nettes en bas, où elle se terminé par un bord régulièrement arrondi, sont beaucoup
plus vagues à la partie supérieure et en avant, du côté de
la fosse temporale et de là joue. La peau qui la recouvre
n'a contracté avec elle aucune adhérence ; elle glisse à sa
surface, et a conservé ses caractères normaux dans toute
son étendue. De même, le tissu cellulaire sous-cutané a
conservé son intégrité parfaite.

La surface de la tumeur est régulière, tout en offrant
une consistance très-inégale et très-variable suivant les
points ; c'est là un caractère des plus importants à bien étudier au point de vue du diagnostic. En arrière, vers l'angle
de la mâchoire, la tumeur présente des points manifestement durs, qui donnent aux doigts la sensation de portions
osseuses ; ailleurs, et disséminées irrégulièrement dans la
masse, se trouvent des parties plus molles, dépressibles, au
niveau desquelles la palpation donne vaguement la sensation de fluctuation. En outre, on éprouve, en palpant légèrement la partie inférieure de la tumeur, une sensation
particulière qui, plus aisée à percevoir qu'à décrire, a
cependant une très-grande valeur au point de vue du diagnostic.

On sent, en effet, quelque chose d'analogue à une lame
parcheminée qui se laisserait déprimer par le doigt et re-
viendrait ensuite sur elle-même par élasticité. Ce phéno-

mène, que vous rencontrerez dans un certain nombre de tumeurs osseuses, s'accompagne parfois d'un bruit spécial qu'on a décrit sous le nom de *crépitation parcheminée* et qu'on a comparé au bruit qu'on obtient en écrasant une coquille d'œuf. Cette crépitation manque chez notre malade. Néanmoins, la sensation parcheminée dont je viens de parler a une grande importance, si on la rapproche de cette autre sensation de résistance osseuse que présente la tumeur en certains points. Elle nous indique que la tumeur est formée aux dépens d'un os aminci et réduit à l'état d'une lamelle très-mince, qui même a disparu par places. Aussi devez-vous penser à l'existence probable d'une tumeur développée dans l'épaisseur du maxillaire inférieur. Le bien fondé de cette hypothèse nous est du reste encore prouvé par l'adhérence intime de la masse morbide au maxillaire inférieur. Elle est telle, que cet os semble faire partie de la tumeur, et que celle-ci suit tous les mouvements que le malade imprime à sa mâchoire.

Depuis environ six mois, avons-nous dit, la tumeur proémine dans la bouche. On constate, en effet, entre les arcades alvéolaires une saillie de la production morbide. Plus en arrière, la branche montante du maxillaire ne peut être isolée de la masse et semble faire partie constituante de la tumeur. Ce prolongement buccal gêne beaucoup le malade, car il l'empêche de fermer la bouche et d'exécuter librement ses fonctions de mastication et de déglutition.

La muqueuse qui revêt ce prolongement, du côté de la cavité buccale, a, comme la peau, conservé son intégrité parfaite : tout au plus est-elle un peu œdémateuse; mais on n'y constate ni adhérence, ni ulcération quelque petite qu'elle soit. Quant à la douleur, elle est fort peu prononcée : c'est à peine si le malade accuse avoir ressenti, de temps en temps, au niveau de la tumeur, quelques élancements.

Un point intéressant à élucider chez notre malade eût té de savoir la manière dont ont évolué ses dents. Il eût té, en particulier, ainsi que nous le verrons, utile de savoir si la dent de sagesse du côté droit avait évolué normalement ; et sous l'influence de quelle cause étaient tombées les grosses molaires qui lui manquent du côté de la tumeur. Malheureusement, il ne donne, à ce sujet, aucun renseignement : ses dents sont tombées, dit-il, sans qu'il s'en aperçoive. Nous sommes réduits, à ce sujet, à nous contenter de ce que nous constatons. Tout le fond de la mâchoire inférieure du côté droit est privé de dents : la rangée dentaire s'arrête à la première petite molaire ; aussi, la seconde petite molaire et les grosses molaires manquant complétement, le bord alvéolaire se présente-t-il sous forme d'une saillie régulièrement arrondie.

Quel est le siége exact de la tumeur? A première vue, on pourrait penser à une tumeur de la région parotidienne ; mais, avec un peu d'attention, il est facile de s'assurer que la glande parotide est tout à fait étrangère à l'affection. L'adhérence intime de la masse morbide avec la mâchoire inférieure prouve qu'il s'agit évidemment d'une tumeur du maxillaire ; et nous pourrions même ajouter d'une tumeur ayant pour siége la branche montante en totalité, et le quart postérieur de la partie horizontale de cet os.

Nous pourrions nous demander dès maintenant, s'il s'agit d'une tumeur bénigne ou d'une tumeur maligne, car il s'agit d'un malade arrivé à un âge où la fréquence des tumeurs de mauvaise nature est bien connue.

La longue durée de la maladie, qui date au moins de dix ans, est un premier caractère en faveur de la bénignité. L'intégrité parfaite des téguments, et, plus encore, celle de la muqueuse buccale qui, plus que la peau, est sujette à être envahie par les productions malignes, l'absence d'engorgement ganglionnaire, sont aussi de bons signes pour admettre la bénignité de la tumeur. Il est vrai qu'il existe dans la région sus-hyoïdienne, un petit ganglion qu'on sent sous la peau ; mais comme il est mou, petit, mobile, il peut à la rigueur être considéré comme un ganglion normal repoussé en avant par le développement de la production morbide.

Si l'on ajoute à ces signes l'indolence complète de la tu-

meur à la pression, et l'intégrité absolue de la santé géné·
rale du malade, on peut affirmer *à priori* que l'affection
est de nature bénigne.

Mais quelle est, Messieurs, la nature intime de cette tumeur ? Vous savez que le maxillaire inférieur peut être le
siége de tumeurs solides, de tumeurs liquides, de tumeurs
mixtes, c'est-à-dire constituées à la fois par des parties solides et par des parties liquides.

Par la palpation, nous avons constaté chez notre malade
des parties dures et des parties molles ; et nous avons
même pu percevoir au niveau de ces dernières une sorte
de fluctuation. Nous pouvions donc éliminer de suite l'idée
d'une tumeur essentiellement solide. Il restait à savoir si
elle était purement liquide ou si elle était mixte.

Un moyen de nous en assurer était de pratiquer une ponction. C'est ce que nous avons fait, en enfonçant sur l'un
des points les plus mous de la tumeur l'aiguille la plus fine
de l'aspirateur de M. Potain. Nous avons retiré trois cents
grammes d'un liquide jaune foncé et d'un aspect chatoyant,
dû à la grande quantité de cholestérine qu'il contient. Je
reviendrai tout à l'heure sur la nature de ce liquide ; pour
le moment, je dois vous dire que la ponction, en vidant la
poche, m'a permis de m'assurer qu'il s'agit d'une tumeur
essentiellement liquide, limitée par des lames osseuses distendues et amincies. En effet, à mesure que le liquide était
extrait de la poche, on voyait la peau se déprimer et s'enfoncer comme aspirée par des trous creusés dans l'épaisseur de l'os maxillaire ; et une fois que la ponction fut terminée, je ne pus trouver en aucun point, pas plus au
moyen du doigt introduit dans la bouche, que par la palpation extérieure, de masse donnant la sensation d'une
tumeur solide. Il s'agissait donc évidemment d'une collce-
tion liquide développée au sein d'une cavité creusée dans
l'os. Le maxillaire inférieur avait donc été distendu par
une production liquide et boursouflé sous forme d'une
coque, qui très-amincie en certains points, avait conservé
en d'autres une certaine épaisseur. Cette hypothèse explique en effet très-bien les différences de consistance que

nous avions constatées sur les différents points de la tumeur.

L'analyse chimique et histologique du liquide pouvait-
elle nous éclairer sur la nature des lésions et sur l'origine
de la tumeur ? M. Tourneux, interne en pharmacie du service, y a trouvé une quantité considérable de cholestérine,
de l'albumine, du mucus, du chlorure de sodium et de l'in-
dican. Vous le voyez, à part la cholestérine, c'est la composition du liquide qu'on rencontre habituellement dans les
kystes ; aussi ne pouvions-nous rien tirer de cette analyse
pour le diagnostic.

L'examen histologique était plus important.

M. Sabourin, interne des hôpitaux, qui a bien voulu examiner ce liquide au microscope, y a trouvé une grande
quantité de cholestérine, des globules rouges du sang, quelques globules blancs, des leucocytes de pus à différents
degrés d'altération : mais pas d'autres éléments figurés
pouvant faire supposer l'existence d'une autre tumeur au
sein de la poche. Quelle est donc l'origine de ce kyste du
maxillaire inférieur ?

Messieurs, il est actuellement admis universellement que
la presque totalité des kystes de la mâchoire ont une origine
dentaire. Les travaux de Guibout, de Forget, de Broca, de
Magitot ont mis ce point hors de doute. Les rares observations qui semblent faire exception à cette règle sont pour
le moins contestables ou se rapportent à des tumeurs
mixtes, à des myxo-sarcomes de la mâchoire. Or, nous
avons vu que, chez notre malade, la tumeur était constituée par un kyste uniloculaire sans mélange de tumeur solide.

M. Magitot, qui a publié sur les kystes des mâchoires un
travail des plus complets, admet deux sortes de kystes des
mâchoires : les kystes folliculaires et les kystes périosti-
ques.

Les premiers se développent à l'intérieur du sac dentaire
avant que l'évolution des dents soit terminée : ce sont des
kystes par vice de développement.

Les seconds se développent autour d'une dent toute formée dans l'intérieur du sac périostique qui enveloppe les racines d'une dent malade. Dans ce cas, l'appareil dentaire a été complet ; il y a eu ou il existe encore des dents cariées, et l'affection a été précédée d'accidents du côté des dents. Rien de cela n'a existé chez notre malade; aussi, pouvons-nous, à son sujet, écarter de suite l'idée d'un kyste périostique. Il s'agirait donc, chez notre malade, d'un kyste folliculaire, c'est-à-dire d'un kyste développé dans un follicule dentaire.

Pour vous faire bien comprendre la pathogénie de ce genre de tumeurs, je crois qu'il ne sera pas sans utilité de vous rappeler en quelques mots le mode de développement des dents.

La dent se développe aux dépens d'un organe, renfermé dans l'épaisseur des mâchoires, et désigné sous le nom de follicule dentaire. Celui-ci se compose : 1° d'un sac clos de toutes parts (sac folliculaire), constitué par une membrane conjonctive ou vasculaire ; 2° du bulbe dentaire, organe très-vasculaire, d'une structure particulière, destiné à sécréter l'ivoire ; 3° enfin, d'un organe spécial placé entre la paroi folliculaire et le bulbe et auquel est réservée la sécrétion de l'émail (organe de l'émail).

Ces trois parties constituantes du follicule dentaire sont accolées, et aucun vide n'existe normalement entre elles. Mais on conçoit très-bien que, sous l'influence d'une cause morbide qui nous échappe, il puisse se faire dans la cavité du sac folliculaire une sécrétion anormale qui arrête l'évolution régulière et devient l'origine d'un kyste dans une cavité préformée.

Dans ces cas, l'organe de l'émail disparaît rapidement, le bulbe plus ou moins atrophié, dissocié, peut même disparaître en partie, mais, le plus souvent, on le retrouve lorsqu'on le cherche avec soin sur un des points de la paroi kystique où il est facile de reconnaître sa véritable nature d'après sa structure histologique. Parfois même, au lieu d'être atrophié, le bulbe dentaire peut subir diverses modifications de structure et devenir l'origine de ces tumeurs

si bien décrites sous le nom d'*odontomes* par le professeur
Broca.

Ces tumeurs, de même que les kystes qui correspondent
à cette période de l'évolution dentaire, sont connues sous le
nom d'odontomes ou de kystes embryoplastiques. Ils sont
caractérisés par la présence, en un point du kyste, du bulbe
dentaire, reconnaissable à sa structure.

Les mêmes lésions du follicule dentaire peuvent survenir
à une période plus avancée de l'évolution, lorsque le bulbe
a déjà commencé à sécréter de l'ivoire et qu'une dent très-
imparfaite est déjà formée. Les kystes de cette période
(nous laissons de côté les odontomes dont nous n'avons pas
à nous occuper) sont désignés sous le nom de kystes *odon-
toplastiques*, et sont caractérisés par la présence en un
point du kyste de masses d'ivoire plus ou moins considérables, suivant le degré de développement de la dent.

Enfin, à une période plus avancée encore, lorsque la
couronne est à peu près complétement formée, et que le
développement de la dent est presque achevé (période coronaire), on peut aussi voir survenir un kyste dans la cavité du follicule. Ce kyste est reconnaissable à la présence
d'une dent complète implantée dans l'épaisseur de l'os et
dont la couronne fait saillie dans la cavité kystique.

Revenons maintenant à notre malade. D'après ce qui
précède, vous concevez combien il eût été intéressant d'obtenir de notre malade quelques renseignements sur l'évolution de ses dents. Il lui manque plusieurs molaires infé-
rieures du côté de la tumeur. Sont-elles tombées ou ne
sont-elles jamais venues? C'est ce que nous n'avons pas
pu apprendre.

Au premier abord, il pourrait vous paraître singulier,
chez un homme de près de 70 ans, de rattacher le kyste
qu'il porte, à l'évolution dentaire. Cependant, vous n'ignorez pas que la dernière molaire ou, comme on l'appelle, la
dent de sagesse ne se montre souvent que très-tard. —
Quelquefois même, elle ne pousse jamais, soit que son
évolution semble arrêtée, soit qu'elle ait subi une hétéroto-
pie, c'est-à-dire qu'elle occupe un siége anormal, d'où ré-

sulte un arrêt de son développement. On l'a vue au niveau de l'angle de la mâchoire, dans la branche montante du maxillaire inférieur, dans l'apophyse coronoïde. Elle présente encore parfois une anomalie de direction qui peut influer sur son évolution : c'est ainsi qu'on l'a vue parfois complétement renversée, la couronne regardant en bas. Cette disposition existait dans un kyste enlevé par Lisfranc, et dont j'ai fait reproduire les dessins dans mon livre.

Donc, plus que toute autre dent, la dent de sagesse est sujette à un retard dans son évolution, à des anomalies de siége et de direction qui doivent prédisposer à la formation d'un kyste, aux dépens de son follicule, même chez des individus adultes ; et je ne crains pas d'affirmer qu'il s'agit d'un kyste de cette nature chez notre malade. Nous sommes arrivés à éliminer chez lui toute idée de tumeur solide ; à constater l'existence d'un kyste uniloculaire, occupant la partie la plus reculée de la branche horizontale, et toute la branche montante du maxillaire ; ce qui nous conduit à admettre, comme origine de ce kyste, le follicule de la dent de sagesse.

Nous ajouterons, pour compléter ce diagnostic que, vu l'âge du malade, il y a tout lieu de supposer que ce kyste appartient à la période odontoplastique et plutôt même à la période coronaire, et que nous trouverons la dent de sagesse plus ou moins parfaite et complétement développée sur un point de la paroi kystique.

Quelques mots, en terminant, sur le pronostic et le traitement. Cette tumeur n'a pas de gravité par elle-même ; mais elle peut continuer à grossir, et finir, comme on l'a observé quelquefois, par s'ouvrir spontanément à l'extérieur. Si un pareil accident arrivait, le malade serait exposé, non-seulement à des fistules intarissables ; mais aussi à une inflammation du kyste, qui, lorsqu'elle atteint des cavités aussi vastes, se termine quelquefois par la mort. C'est pour cela que nous croyons nécessaire de pratiquer l'ablation complète de cette tumeur.

Lorsque les kystes folliculaires sont peu développés, l'in-

cision de la poche suivie de lavages fréquents peut suffire
pour permettre aux parois osseuses de se rapprocher graduellement et pour faire disparaître la tumeur. Mais, lorsque ces kystes sont très-volumineux, lorsque leurs parois
osseuses fortement distendues sont très-amincies, et que le
maxillaire est, pour ainsi dire, détruit, il n'y a rien à es-
pérer de l'incision qui ne servirait qu'à exposer le malade à
des fistules intarissables et même à des accidents mortels.
Il faut enlever la portion d'os malade et pratiquer une résection plus ou moins étendue du maxillaire. Cette opération qui n'est ni très-grave, ni très-difficile, est celle qui
convient le mieux au cas de notre malade. Aussi, allons-
nous la pratiquer tout à l'heure, en suivant le procédé
classique et en cherchant autant que possible à conserver
intact le nerf facial.

P. S. — Il s'agissait, en effet, d'un kyste développé dans
l'épaisseur du maxillaire inférieur. Les lames osseuses qui
le limitent présentent une épaisseur variable suivant
les points, mais qui ne dépasse nulle part deux millimètres. La portion externe de la tumeur, celle qui faisait saillie
sous la peau, est beaucoup plus développée que la portion interne qui proéminait du côté de la cavité buccale.

La face externe ou tégumentaire était recouverte par les
fibres du masséter qui s'y épanouissait largement et s'y
insérait, la face interne ou buccale par les fibres du muscle
ptérygoïdien interne. Les parois du kyste sont osseuses
dans la plus grande partie de leur étendue. Ce n'est guère
qu'à sa partie moyenne, dans le point qui, avant l'ablation
de la tumeur et l'évacuation du liquide, était le plus distendu et le plus proéminent sous la peau, qu'existe sous
forme de bande antéro-postérieure un espace où les parois
ne sont plus constituées que par une sorte de membrane fibreuse, très-mince, au milieu de laquelle sont disséminés
quelques îlots de substance osseuse.

La distension de l'os porte sur la branche montante du
maxillaire en entier; l'apophyse coronoïde et le condyle
eux-mêmes y participent et se montrent sur le bord supé-

rieur de la tumeur sous forme de grosses saillies triangu-
laires. Elle envahit également l'angle de la mâchoire
et le cinquième postérieur de sa branche horizontale.

La surface intérieure du kyste, rosée et blanchâtre suivant les points, est tapissée par une membrane analogue
comme aspect à une muqueuse. Elle présente des dépres-
sions et des saillies qui correspondent à celles de la surface
extérieure.

A la partie antérieure de la cavité, sur le prolongement
virtuel du bord alvéolaire, et, séparée de la paroi antérieure
du kyste par une profonde dépression, se trouve une éminence osseuse. De sa base, partent quatre rayons osseux
disposés en croix qui, très-saillants dans le voisinage de
l'éminence, diminuent graduellement d'épaisseur et de hauteur pour aller se confondre finalement avec les parois du
kyste. Au sommet de cette éminence se trouve une dent,
dont la couronne très-bien conformée, ressemble, en tous
points, à celle des grosses molaires. Elle occupe le siége
habituel de la dent de sagesse, et ne se trouve séparée du
bord alvéolaire que parce que la partie postérieure de la
branche horizontale du maxillaire participe à la distension
dont la branche montante est le siége principal. Cette dent
de sagesse est légèrement mobile sur l'éminence qui la sup-
porte, ce qui est dû, vraisemblablement à ce qu'elle est
pourvue de racines peu développées.

TRENTE-QUATRIÈME LEÇON

Ostéo-arthrite de l'épaule.

Messieurs,

Je vais opérer tout à l'heure devant vous un malade couché au n° 40 de la salle Saint-Augustin, atteint d'une affection de l'épaule assez fréquente, mais n'en présentant pas moins un très-grand intérêt pratique.

Il s'agit d'un jeune homme âgé de 19 ans, ciseleur, porteur d'une affection chronique de l'épaule gauche, remontant environ à une année. Après un long voyage de Belfort à Paris, voyage fait à pied et par une température très-froide, ce jeune homme fut pris de douleurs et de gonflement au niveau de l'épaule gauche.

Il entra alors à l'hôpital Saint-Antoine, dans le service de mon collègue et ami M, Le Dentu. Mais, malgré un traitement énergique et bien dirigé, l'affection n'a pu être entravée dans son développement, et il s'est même formé deux abcès, l'un au niveau de la partie moyenne du deltoïde, l'autre à la partie interne du bras, au-dessous du tendon du grand pectoral. Ce dernier abcès a laissé à sa suite un trajet fistuleux par lequel s'écoule une faible quantité de pus.

Ces deux abcès se sont ouverts environ 8 mois après le début de la maladie. Bientôt après, le malade a dû quitter l'hôpital Saint-Antoine pour une raison disciplinaire.

Lorsqu'il est entré dans notre service, salle Saint-Augustin, je vous ai fait remarquer tout d'abord une déformation générale qui frappe immédiatement la vue et qui est due à une atrophie des différents muscles qui entourent l'épaule.

La région sous-claviculaire est déprimée dans son ensemble, sauf à la partie moyenne où on observe une sorte de soulèvement, dû à la présence, sous le grand pectoral, de deux gros ganglions lymphatiques hypertrophiés. Les fosses sus et sous-épineuses sont profondément excavées.

Enfin, le moignon de l'épaule, au lieu de présenter sa rondeur habituelle, nous offre un aplatissement des plus remarquables, dû à une atrophie très-considérable du deltoïde.

A ces caractères extérieurs, appréciables par la simple vue, nous pouvons encore ajouter une élévation totale de l'épaule, due à la position instinctive que prend le malade pour diminuer ses douleurs.

Si vous explorez directement la région malade, un phénomène important vous frappe tout d'abord, c'est l'exagération de volume de la tête humérale, d'autant plus facile à apprécier que les muscles voisins sont considérablement atrophiés.

Vous pourrez facilement constater que la tête de l'humérus gauche possède un volume dépassant d'un tiers au moins celui du côté droit.

Mais on ne trouve au voisinage de l'articulation, ni la mollesse, la fausse fluctuation qui caractérisent les fongosités, ni la vraie fluctuation indiquant la présence d'une collection liquide.

L'exploration digitale semblerait donc indiquer que l'articulation scapulo-humérale est intacte ; cependant nous allons voir que les mouvements de cette articulation sont loin d'avoir conservé leur intégrité. On remarque d'abord que les mouvements spontanés du bras sont presque nuls et qu'ils ont pour centre l'articulation sterno-claviculaire. Les mouvements communiqués sont conservés dans une certaine mesure.

Si, en effet, vous fixez l'angle inférieur de l'omoplate avec une main, pendant que de l'autre vous saisissez l'extré-

mité inférieure du bras pour l'écarter du tronc, vous pouvez voir que l'omoplate reste immobile. tant que le mouvement d'abduction ne dépasse pas un angle de plus de 45° ;
au-delà de cette limite, l'omoplate est entraînée et le malade
accuse aussitôt de la douleur.

C'est là, comme vous le savez, un des symptômes de la
péri-arthrite scapulo-humérale. En discutant récemment le
diagnostic de cette dernière affection, à l'occasion d'une
malade de notre service, j'ai attiré votre attention sur ce
fait que, dans la péri-arthrite, non-seulement le bras pouvait être écarté du tronc de 45°, sans entraîner l'omoplate
et sans déterminer de douleur, mais encore pouvait être
rapproché du tronc sans communiquer aucun mouvement
à l'omoplate, tandis que, dans le cas d'arthrite véritable, le
bras était fixé dans une situation à peu près immuable, si
bien que les mouvements d'abduction aussi bien que ceux
d'adduction, pouvaient s'exécuter sans entraîner l'omoplate en dehors, ou le repousser en dedans.

Chez notre malade, je me suis assuré, et j'ai pu vous faire
constater, que le bras s'écartait du tronc dans l'étendue
d'un angle de 45°, sans entraîner l'omoplate et sans déterminer de douleur, et que l'adduction s'effectuait également
sans repousser l'omoplate en dedans. Bornons-nous, pour
le moment, à enregistrer ce phénomène comme caractéri-
sant plutôt une péri-arthrite qu'une arthrite véritable. Nous
reviendrons plus tard sur ce point. Je n'insiste pas sur les
autres mouvements communiqués, tels que mouvements en
avant, en arrière, rotation, qui sont tous douloureux et en-
traînent l'omoplate Je veux maintenant attirer votre attention sur les symptômes douloureux qui peuvent encore
nous fournir quelques éléments de diagnostic.

Le malade accuse quelques douleurs spontanées, s'irradiant dans tout le membre supérieur. Elles se manifestent
par crises qui durent, avec des rémissions et des exacerbations, pendant quelques heures et quelquefois même des
journées entières. Ces douleurs ne suivent pas de direction
bien déterminée; elles occupent presque toute l'étendue du
membre. Indépendamment de ces douleurs, le jeune ma-

lade se plaint aussi d'un peu d'engourdissement dans la main correspondante.

Quant aux douleurs déterminées par la pression, on les fait naître dans certains points bien limités. Elles existent au niveau même de la tête humérale, et, pour préciser davantage, nous dirons qu'on les détermine surtout en pressant au niveau de l'interstice qui sépare le grand pectoral du deltoïde, au-dessous de l'apophyse coracoïde. Le doigt enfoncé dans l'aisselle du côté de la tête provoque aussi de ce côté une sensation des plus douloureuses. Or, ces derniers phénomènes sont propres à l'arthrite ; on ne les observe pas, au contraire, dans la péri-arthrite. Si bien que notre malade présente à la fois des symptômes propres à la péri-arthrite et à l'arthrite vraie de l'épaule. Nous pourrons bientôt nous rendre compte de cette apparente contradiction.

Le diagnostic précis, sans être difficile à établir, exige une analyse attentive de tous les phénomènes que je viens de passer en revue.

A la rigueur, pour désigner l'affection que porte notre jeune malade, on pourrait employer le mot de *scapulalgie*, mais ce mot ne serait pas assez précis, car nous avons affaire à une variété de scapulalgie dans laquelle l'articulation proprement dite est peu altérée. Ici, la maladie principale affecte l'extrémité supérieure de l'humérus, et l'articulation ne s'est prise que consécutivement. J'ai dit que celle-ci était actuellement peu atteinte. En effet, on ne trouve ni fongosités, ni collection liquide, en un mot, aucun des phénomènes objectifs habituels qui caractérisent une vraie tumeur blanche.

En outre, je vous ai fait remarquer que l'étude des mouvements communiqués était plutôt de nature à faire admettre l'existence d'une péri-arthrite. Enfin, et ceci est fort important, on n'observe aucun de ces bruits de frottement, indiquant toujours une altération profonde des extrémités articulaires. En revanche, nous trouvons l'extrémité supérieure de l'humérus augmentée de volume, douloureuse en tous ses points.

Tout nous révèle donc que c'est surtout la tête humérale qui est affectée chez notre malade, tout jusqu'au mode de développement des abcès que je vous ai déjà signalés et dont l'un, le premier, s'est montré à la partie moyenne du moignon de l'épaule, bien au-dessous de l'interligne articulaire, dont le second est venu s'ouvrir au-dessous du tendon du grand pectoral. Ce dernier a laissé à sa suite une fistule dont l'exploration va encore nous servir à préciser davantage le diagnostic. Si l'on introduit par cette fistule un stylet ou une sonde cannelée, on arrive, après un assez long trajet, sur une surface dénudée qui appartient certainement à l'extrémité supérieure de l'humérus. Car, en imprimant différents mouvements à cet os, le stylet suit tous ces mouvements , ce qui prouve bien que la partie dénudée appartient à l'humérus; car lui seul est mobile, l'omoplate reste fixe.

Donc les principales lésions existent en dehors de l'articulation, donc il ne s'agit pas d'une véritable *scapulalgie*, dans le sens absolu du mot et le terme d'*ostéo-arthrite* de l'épaule est celui qu'il convient d'appliquer à l'affection que présente notre malade.

Les causes de cette affection sont ici assez obscures; toutefois, on doit admettre que le jeune âge du malade entre pour quelque chose dans son développement. Peut-être aussi, le froid et la fatigue, éprouvés pendant ce long voyage de Belfort à Paris, ne sont-ils pas étrangers à sa production. En tous cas, il ne faut pas songer à la syphilis dont il nie tout antécédent, et dont il ne porte actuellement aucune trace. Il n'a pas non plus de manifestations scrofuleuses actuelles, il n'en a pas eu dans son enfance, sauf un léger écoulement par l'oreille qui a été suivi d'un peu de surdité. Il est fort probable que cette ostéite rentre dans la classe des ostéites épiphysaires.

Que va devenir ce jeune homme ? S'il se trouvait dans une position de fortune qui lui permît un repos complet, un genre de vie meilleur; s'il pouvait aller vivre à la campagne, sur les bords de la mer, peut-être au bout de plusieurs années, après l'apparition de quelques abcès, l'élimination

de quelques séquestres, arriverait-il enfin à guérir, avec
une articulation plus ou moins compromise dans ses fonctions ? Mais, il se peut aussi, que, même dans des conditions hygiéniques excellentes, la maladie suive une marche
moins favorable, et aboutisse à ces résultats déplorables
dont j'ai vu assez d'exemples !

L'articulation, aujourd'hui à peu près intacte, ne tardera
pas à subir de graves altérations ; les cartilages disparaî-
tront, des fongosités envahiront les différentes parties constituantes de la jointure, l'omoplate s'altérera à son tour,
des abcès se formeront de tous côtés, laissant à leur suite
des fistules intarissables, et au bout d'un temps plus ou
moins long, on sera obligé d'intervenir dans les conditions
les plus mauvaises.

Dans les cas de ce genre, d'une manière générale, lorsqu'on a bien établi son diagnostic, il ne faut pas attendre
trop longtemps. Il vaut mieux proposer de bonne heure la
résection, qui s'effectuera d'une manière facile, ne nécessi-
tera pas trop de débridements, ne sera pas suivie d'une longue suppuration et donnera comme résultat une articulation relativement très-bonne, en tous cas, beaucoup préférable à celle qui persisterait après une guérison spontanée,
mais s'étant fait longtemps attendre.

Dans le cas particulier, c'est à ce parti que je vais me
résoudre; j'emploierai la méthode d'Ollier (de Lyon), c'est-
à-dire la méthode de résection sous-périostée. Une incision
sera faite jusqu'à l'os, dans l'interstice qui sépare le deltoïde du grand pectoral ; j'attaquerai alors l'articulation par
sa partie antérieure, en ayant soin de bien détacher les
tendons le plus près possible de l'os, et de bien dénuder
toute la surface qui devra être réséquée. Toute la partie
antérieure étant mise à nu, le périoste détaché aussi parfaitement que possible, je luxerai la tête et la ferai saillir
en avant ; alors je passerai à la partie postérieure de l'articulation, en employant les mêmes précautions que pour
la partie antérieure. De cette façon, j'aurai conservé un
étui périostique qui permettra une régénération plus ou
moins parfaite de l'extrémité supérieure de l'humérus. Et

si cette opération ne donne peut-être pas des résultats aussi parfaits que son auteur le prétend, elle n'en est pas moins excellente, n'expose nullement à léser les vaisseaux. De plus, avec ce procédé opératoire, on conserve un étui fibreux qui fournit à l'humérus un excellent moyen de soutien.

Ici, je n'enlèverai que la tête humérale; je ne toucherai pas à l'omoplate qui est saine. J'appliquerai un appareil immobilisateur (appareil silicaté), construit de telle sorte, qu'il me permettra, chaque jour, de panser et de surveiller la plaie. Enfin, lorsque la cicatrisation sera complète, on devra porter toute son attention vers le rétablissement aussi complet que possible, des mouvements de l'épaule, en s'attachant surtout à rendre aux muscles atrophiés leur force contractile.

Opération. — L'opération a été faite par le procédé d'Ollier. (En outre, on a profité de l'incision, pour aller sous le grand pectoral, à la recherche des deux ganglions hypertrophiés. Ces ganglions ont été enlevés facilement avec le doigt, par simple déchirure, et on a constaté, par une coupe médiane, qu'ils avaient déjà subi une dégénérescence caséeuse très-avancée).

Voici les altérations que nous avons observées sur la partie réséquée, qui ne mesure pas moins de 0ᵐ 053. La surface articulaire de la tête est encore en partie revêtue de son cartilage ; mais celui-ci est aminci, ramolli et a disparu par places. Toute la surface extérieure de cette tête est atteinte d'ostéite raréfiante, avec points dénudés et nécrosés. On observe aussi quelques fongosités disséminées en de rares points.

Après avoir fait une section verticale de l'extrémité réséquée, on constate un ramollissement étendu à toute cette extrémité, dont le tissu spongieux est jaunâtre et extrêmement friable. Une ligne rouge, peu accusée, il est vrai, permet de distinguer la séparation épiphysaire. On observe, en outre, plusieurs points très-rouges, indiquant un travail inflammatoire plus actif que dans les autres parties : d'abord, un point au-dessous du cartilage articulaire ; un autre au niveau du trochanter ; enfin, un troisième beaucoup plus manifeste, au niveau du trochiter, qui est lui-même profondément altéré, ainsi que le montre une coupe pratiquée dans son épaisseur. Çà et là, il offre des points très-rouges, ailleurs des points ramollis, enfin quelques petites excavations anfractueuses et purulentes.

Il est fort probable que c'est au niveau de cette apophyse qu'a pris naissance l'affection de notre jeune malade. En tous cas, c'est cette portion de l'extrémité supérieure de l'humérus qui a été le point de départ de l'abcès terminé par fistule.

Nota. — Les suites de l'opération ont été des plus simples. Il s'est manifesté seulement un peu de fièvre, quelques jours après. Cette fièvre était due à une rétention de pus derrière le grand pectoral, dans une petite cavité formée par suite de l'ablation des deux ganglions lymphatiques hypertrophiés. Mais un drain placé au fond de cette cavité, et des lavages repétés plusieurs fois par jour, ont fait rapidement cesser cet écoulement purulent. Aujourd'hui la température est normale, et la plaie presque cicatrisée.

TRENTE-CINQUIÈME LEÇON

Commotion de la moelle. — Phénomènes de localisation.

Messieurs,

Je vous parlerai aujourd'hui, d'un malade qui présente certains phénomènes de paralysie assez intéressants, et consécutifs à un traumatisme de la région lombaire.

Il s'agit d'un menuisier, âgé de 47 ans, couché au n° 43 de la salle Saint-Augustin. Cet homme, fort et vigoureux, qui a toujours joui jusqu'à présent d'une excellente santé, fit, il y a 7 semaines, une chute de deux mètres de hauteur, le tronc et les membres pelviens fléchis en avant, de telle sorte que le bassin a supporté toute la violence du choc. Il put toutefois se relever, marcher, et même reprendre son travail. Et tout d'abord, à part une assez vive douleur dans la région contuse, il ne se sentit pas autrement incommodé.

Le jour de l'accident, il n'éprouva pas le besoin d'uriner. Le lendemain, 24 heures après la chute, il veut uriner, mais la miction est absolument impossible, malgré de grands efforts et fréquemment réitérés.

C'est alors qu'il va consulter un médecin qui procède immédiatement au cathétérisme. A partir de ce moment, jusqu'à il y a environ trois semaines, le malade ne put uriner qu'avec l'aide de la sonde ; puis la miction redevint possible, mais seulement au prix des plus grands efforts.

Les besoins d'uriner sont très-fréquents. La quantité

d'urine rendue à chaque miction est très-faible. Le jet est petit, et très-faiblement projeté. Il existe, en outre, quelques douleurs dans le canal et dans la région hypogastrique. Depuis trois semaines, l'urine est un peu trouble et dégage une légère odeur ammoniacale.

Concomitamment à ces troubles de la miction, il existe une *constipation opiniâtre* : le malade ne peut aller à la selle qu'à l'aide de lavements ou de purgatifs. Enfin, depuis son accident, cet homme, qui, jusqu'alors, remplissait très-consciencieusement ses devoirs d'époux, est devenu tout à fait impuissant, après une courte période d'excitation génésique qui suivit immédiatement le traumatisme : depuis plus de 6 semaines, il n'a éprouvé aucun désir sexuel et n'a pas eu d'érections.

En résumé donc, à la suite d'un traumatisme ayant porté sur le bassin, notre malade a été frappé d'impuissance, en même temps que de rétention d'urine et des matières fécales.

Nous devons tout d'abord rechercher du côté des voies urinaires et du rectum, s'il existe une cause matérielle capable d'expliquer ces troubles fonctionnels. L'exploration de l'urèthre et de la vessie ne fait découvrir aucun obstacle. Si l'on sonde le malade, peu de temps après qu'il vient d'uriner, on évacue par le cathétérisme, une notable quantité d'urine (environ 300 gr.). Le jet est petit, faible, le liquide s'écoule en bavant. Tous ces phénomènes nous démontrent qu'il s'agit d'une paralysie vésicale.

Par le *toucher rectal*, qui permet d'explorer la prostate et le bas-fond de la vessie. on ne découvre non plus rien de particulier. J'attire seulement votre attention sur la laxité anormale de la muqueuse du rectum, laxité reconnaissable à la présence de replis nombreux et très-marqués, et qui semble indiquer un relâchement des parois musculaires de l'intestin.

En définitive, il n'existe aucun obstacle matériel à l'excrétion de l'urine ou des matières fécales, et les troubles fonctionnels que nous observons sont dus à une paralysie d'abord complète de la vessie et du rectum, paralysie qui semble tendre à disparaître, et qui persiste encore aujour-d'hui sous forme de *parésie.*

Or, si nous rapprochons cette paralysie de la vessie et du rectum, de l'impuissance génésique que nous offre en même temps, ce malade, il est rationnel de rattacher ces trois phénomènes à une même cause ; et cette même cause nous semble être une *commotion* de la région lombaire de la moelle, produite au moment du traumatisme dont cet homme a été victime.

Tout d'abord on doit éloigner l'idée d'une lésion grave de la moelle. En effet, le squelette ne présente aucune trace de traumatisme ; de plus, les symptômes fonctionnels sont très-limités ; il n'existe que des *troubles vésicaux*, de la *constipation* et de *l'impuissance génésique*. Les membres inférieurs sont absolument indemnes de toute paralysie.

Si donc, il existe une lésion médullaire, elle doit être fort légère. Il semble plutôt qu'il s'agisse d'une commotion de la moelle, commotion analogue à celle que l'on observe du côté du cerveau, lors d'un traumatisme du crâne, com-motion qui, si elle est bien connue au point de vue clinique, l'est beaucoup moins en ce qui concerne l'anatomie patho-logique

Toutefois, on peut distinguer deux formes cliniques de cette commotion médullaire : 1° Sous l'influence de chocs violents, tels que : chute d'un lieu élevé, coup porté sur la colonne vertébrale, ébranlement produit par la collision de deux trains de chemin de fer, on voit se produire des phéno-mènes paralytiques immédiatement après le traumatisme, phénomènes variant suivant le siége de la commotion. Le plus souvent, en même temps que la vessie et le rectum, les membres inférieurs sont aussi paralysés.

La marche ultérieure des accidents est variable ; tantôt ces accidents disparaissent au bout de quelque temps, et, alors, c'est bien à une véritable commotion que l'on a af-faire ; il n'y a eu pour ainsi dire qu'un simple ébranlement, et non des lésions matérielles plus ou moins accusées.

Tantôt, au contraire, les accidents persistent au lieu de s'amender, ou même ils s'aggravent ; et, comme ces accidents ont suivi immédiatement le traumatisme, on doit également les rapporter à une commotion médullaire, qui, cette fois, a été plus violente, et est allée jusqu'à des ruptures, des épanchements sanguins dans l'épaisseur de la moelle. Enfin, il peut même se développer consécutivement les altérations de la myélite chronique. Ici, le mot *commotion* est mal choisi, et c'est plutôt *contusion* que l'on devrait dire.

Dans d'autres cas, les phénomènes consécutifs à l'accident persistent, sans augmenter ni diminuer. On a alors affaire à une lésion localisée, qui a sans doute déterminé l'atrophie des éléments nerveux.

2° Dans une autre forme de commotion médullaire, les accidents ne se développent que longtemps après le traumatisme (commotion médullaire due à la collision de deux trains). Il s'écoule quelques jours, quelques semaines et même quelques mois, sans que le blessé éprouve le moindre trouble fonctionnel ; puis l'on voit survenir et se dérouler les phénomènes de la myélite. Dans ces cas, où souvent il est question de demandes en dommages-intérêts aux compagnies, le médecin appelé à donner son avis peut se trouver aux prises avec les plus sérieuses difficultés. Tantôt on accuse le malade de simuler, tantôt les accidents médullaires ne s'étant manifestés que longtemps après la cause incriminée, on se refuse à les rattacher à cette cause, et on tend à les considérer comme de pures coïncidences. Ces questions litigieuses ont été fréquemment débattues en Angleterre.

Pour ce qui est de notre malade, les phénomènes ayant immédiatement suivi le traumatisme, nous pouvons admettre qu'il s'agit de la première forme de commotion médullaire ; mais, chez lui, les phénomènes de la commotion nous offrent certaines particularités très-intéressantes. En effet, dans les cas ordinaires, en même temps que la paralysie de la vessie et du rectum, on observe de la paralysie des membres inférieurs. Un segment entier de la moelle est atteint, et les symptômes sont analogues à ceux d'une section complète ou d'une myélite transverse.

Au contraire, chez le malade du n° 43, de la salle Saint-Augustin, il n'a existé, à aucun moment, aucune trace de paralysie des membres. Les phénomènes paralytiques ont seulement porté sur les organes génito-urinaires et sur le rectum, en sorte que la commotion semble n'avoir frappé que quelques points localisés de l'axe médullaire.

La *physiologie* peut-elle nous rendre compte de cette particularité? On sait, depuis quelque temps, qu'il existe, dans l'axe gris de la moelle, certains centres déterminés qui président à certaines fonctions également déterminées. C'est ainsi que l'on trouve dans la moelle un centre pour les fonctions de la vessie, un autre pour celles du rectum, et aussi un centre tenant sous sa dépendance l'exercice des fonctions génitales. Ici, la commotion a produit des lésions exactement limitées à ces centres, et confirmé par une *expérience pathologique* des plus délicates, ce que la physiologie nous avait appris.

Les nerfs de la vessie viennent de deux sources : d'une part, du grand sympathique, de l'autre, du plexus sacré. Et ces deux sortes de nerfs se distribuent à la fois au corps et au col de la vessie.

Un physiologiste italien, Giannuzzi, a démontré qu'il existe pour les fonctions de la vessie (1) deux centres moteurs : l'un, en rapport avec les filets du sympathique, l'autre, avec ceux des nerfs sacrés. Le premier siége au niveau de la troisième vertèbre lombaire ; le second, au niveau de la cinquième vertèbre de la même région. L'excitation du premier centre donne lieu à des contractions *lentes* et *faibles* de la vessie, tandis que l'excitation du second détermine, au contraire, des contractions *brusques* et *énergiques*.

D'autre part, Masius (de Liége) a découvert, pour les fonctions du rectum, un centre qu'il a nommé *ano-spinal*, centre qui, chez le lapin, siégerait au niveau de la sixième vertèbre lombaire. Enfin, depuis longtemps, Budge a dé-

---

(1) Les expériences ont été faites sur le lapin.

montré l'existence, pour les fonctions génitales, d'un centre qu'il fait siéger au niveau de la quatrième vertèbre lombaire.

Appliquant à la clinique ces données fournies par l'expérimentation physiologique, on peut donc admettre que des lésions, limitées à la région lombaire de la moelle, peuvent atteindre isolément les centres qui tiennent sous leur dépendance les fonctions de la vessie, du rectum et des organes de la copulation. Aussi, chez notre malade, sommes-nous autorisé à dire que la *commotion* est limitée à ces centres médullaires.

Les exemples de semblables localisations, à la suite de traumatismes, sont rares. Nous avons actuellement, dans nos salles, un autre malade chez lequel on est en droit d'admettre une lésion médullaire également très-localisée, mais reconnaissant une autre origine.

Ce malade, couché au n° 13, est âgé de 18 ans, il est porteur d'un pied creux congénital du côté droit, avec atrophie du membre correspondant. De plus, il urine involontairement, aussi bien la nuit que le jour, et nous avons pu nous assurer qu'il existe chez lui de la parésie vésicale et qu'il urine par regorgement. Le jet est petit, contourné, projeté faiblement : si, après la miction, on sonde immédiatement le malade, on évacue encore une grande quantité d'urine.

Chez ce jeune homme, il existe donc aussi une paralysie vésicale, mais point de paralysie du rectum, ni du sens génital. Cette paralysie doit être aussi rapportee à une lésion médullaire datant de l'enfance, lésion médullaire localisée au petit centre vésical de Giannuzzi. Quant aux troubles moteurs du membre inférieur, et à ses troubles trophiques, ils tiennent évidemment à une lésion des cornes antérieures de la moelle.

Revenons maintenant à notre premier malade, chez lequel nous avons diagnostiqué une commotion localisée de la moelle. Quel sera le pronostic ?

Depuis l'accident, il s'est produit une légère amélioration puisqu'il peut actuellement uriner seul, quoiqu'assez diffi-

cilement et quoique la vessie se vide incomplétement.
Cependant cette amélioration ne s'est pas prononcée davantage depuis trois semaines, en sorte que l'on pourrait
craindre que, les lésions médullaires ne se réparant pas,
les troubles fonctionnels persistassent indéfiniment. D'autre
part, vous ne devez pas perdre de vue les cas auxquels
j'ai fait allusion précédemment, et dans lesquels les phénomènes de la commotion médullaire, loin de s'amender ou
de rester stationnaires, vont en s'aggravant constamment.
Aussi est-il prudent, dans de semblables circonstances, de
réserver le pronostic.

Au point de vue thérapeutique, nous avons ici deux
sortes d'indications à remplir : les unes se rapportent aux
troubles fonctionnels, les autres à la cause de ceux-ci. La
vessie se vide mal ; l'urine s'altère et détermine, par son
séjour dans la vessie, quelques douleurs hypogastriques. On
sondera le malade deux fois par jour, et on fera dans la
vessie des injections d'eau de goudron.

Pour ce qui est de la paralysie du rectum, l'indication est
bien simple : chaque jour, le malade prend un léger laxatif,
ou bien on lui donne des lavements.

Mais la véritable indication serait d'agir sur la moelle,
dont les lésions sont la cause des troubles fonctionnels.
Malheureusement l'indication est plus aisée à signaler qu'à
remplir : car, si nous pouvons localiser les lésions, nous
ignorons à peu près, en quoi elles consistent. Comme il
n'existe pas de phénomènes inflammatoires, il n'y a pas
lieu d'employer les antiphlogistiques, mais plutôt les agents
révulsifs. Un large vésicatoire a déjà été appliqué et sera
renouvelé dans quelques jours. En même temps j'ai commencé à pratiquer des injections sous-cutanées d'ergotine,
dans le but de réveiller la contraction musculaire de la
vessie. Dans le même but, j'aurai recours, si les moyens
précédents échouent, à l'usage des préparations de strych-
nine et à l'hydrothérapie. Il y aurait enfin un dernier
moyen de traitement : je veux parler de l'électricité sous
forme de courants continus. Legros et Onimus prétendent
que la direction du courant n'est pas indifférente. Pour eux,

le courant descendant est *hyposthénisant*, tandis que le courant ascendant détermine des effets tout opposés. C'est donc à ce dernier moyen que nous aurions recours, si tous les autres restaient sans effet.

TRENTE-SIXIÈME LEÇON

De la fracture de l'extrémité inférieure du radius.

Messieurs,

Je consacrerai cette conférence à l'étude d'une lésion traumatique assez fréquente et qui, néanmoins,est souvent méconnue, et plus souvent encore mal traitée : je veux parler de la fracture de l'extrémité inférieure du radius. J'envisagerai d'abord la question par son côté clinique.

Vous êtes appelé auprès d'une personne qui a fait une chute sur la paume de la main. Elle se plaint de ressentir une vive douleur dans le poignet et de ne pouvoir exécuter certains mouvements. En examinant la région malade, vous êtes immédiatement frappé de la déformation spéciale que présente le poignet. Sur la face dorsale, il existe une saillie anormale, arrondie, plus ou moins accusée selon les cas, et surmontée d'une dépression.

Sur la face palmaire, on constate également une saillie anormale, mais anguleuse, irrégulière, plus élevée que la précédente et correspondant à la dépression dorsale.

Velpeau a caractérisé cette forme anormale du poignet en la comparant *à un dos de fourchette*. On peut dire aussi que l'ensemble de cette déformation figure assez exactement un Z renversé, dont la branche inférieure est représentée par l'axe de la main, la branche supérieure par l'axe de l'avant-bras, et la branche moyenne par la partie intermédiaire correspondant à la saillie de la face dorsale.

Sur les parties latérales de la région, vous observez aussi des particularités importantes : en dedans, une saillie anormale et plus ou moins accentuée de l'apophyse styloïde du cubitus; en dehors, un effacement plus ou moins complet de l'apophyse styloïde du radius. En outre, cette apophyse n'occupe plus son niveau normal, elle se trouve située sur le même plan que celle du cubitus, ou même remontée plus haut. Or, on sait qu'à l'état normal, le sommet de l'apophyse styloïde du radius descend un peu plus bas que le sommet de l'apophyse correspondante du cubitus.

Indépendamment de ces divers symptômes, on constate encore une attitude vicieuse de la main qui s'est déviée en masse sur le bord radial de l'avant-bras. Cette attitude vicieuse qui se révèle par la saillie anormale de l'apophyse styloïde du cubitus deviendra plus évidente si l'on vient à tracer sur la face dorsale de l'avant-bras et de la main les axes de ces deux régions.

Il sera facile de voir, alors, que la ligne qui représente l'axe de l'avant-bras, au lieu de se continuer, comme à l'état normal, avec l'axe de la main tombe plus ou moins loin, en dedans de celui-ci.

Je vous signale particulièrement l'ascension de l'apophyse styloïde du radius et l'attitude vicieuse de la main, comme pouvant être des signes précieux dans certaines fractures d'un diagnostic difficile.

Quoique l'existence d'une fracture de l'extrémité inférieure du radius soit suffisamment établie par la déformation du poignet, l'attitude vicieuse de la main, la saillie anormale de l'apophyse styloïde du cubitus, il importe de vous faire remarquer qu'il manque deux signes habituels des fractures : la mobilité anormale et la crépitation.

C'est qu'en effet ces deux symptômes classiques de toute fracture font habituellement défaut dans celle que nous étudions aujourd'hui, et bientôt l'étude de l'anatomie pathologique nous rendra raison de leur absence presque constante. Malgré cela, le diagnostic de la fracture de l'extrémité inférieure du radius est, ainsi que je l'ai dit, suffisamment établi par les signes précédemment énumérés.

A quelle autre lésion pourrait-on avoir affaire? L'existence de la déformation spéciale, de ces saillies anormales en avant et en arrière du poignet, pourrait en imposer pour un déplacement articulaire. Autrefois, cette erreur était presque toujours commise. Cependant le diagnostic entre la fracture et la luxation est bien facile. D'abord la luxation du poignet est une rareté pathologique. De plus les caractères des deux lésions sont très-différents.

Dans la luxation, les saillies anormales sont constituées par des surfaces régulières, représentant les extrémités bien connues des surfaces articulaires. Dans la fracture, au contraire, ces saillies sont irrégulières, anguleuses, et ne rappellent en rien les caractères des surfaces articulaires déplacées. Enfin, dans la luxation, les apophyses styloïdes ont conservé leurs rapports normaux.

J'ai supposé jusqu'à présent que la fracture s'accompagnait d'une déformation notable, et je viens de montrer que, dans ce cas, il est bien difficile de prendre la lésion pour une luxation du poignet.

Mais, dans certains cas de fracture, la déformation manque ou est à peine marquée. On peut alors croire à une simple entorse. Il est vrai que cette erreur serait peu préjudiciable au malade. Mais même dans ce cas difficile, le diagnostic exact me paraît presque toujours, sinon toujours, possible.

En effet, s'il s'agit d'une fracture, il est bien rare, même quand il n'existe pas de déformation apparente, que l'apophyse styloïde du radius ait conservé sa situation normale ét qu'elle ne soit pas un peu remontée au-dessus de celle du cubitus.

En outre, le siége de la douleur diffère dans les deux cas. Dans l'entorse, la douleur est localisée au niveau même de l'interligne articulaire. Dans la fracture, elle siége un peu au-dessus de cet interligne.

Enfin, dans la fracture, on peut le plus souvent déterminer une mobilité anormale spéciale, comparable à cette mobilité particulière d'une tige de bois incomplétement brisée, et dont les extrémités, hérissées de dentelures, sont maintenues en contact par un engrènement réciproque. Dans de telles conditions, la tige peut bien ployer au niveau de la rupture, céder d'un côté, mais il n'y a pas de·déplacement total. Il en est de même dans certaines fractures qui ne s'accompagnent pas de déformation.

En appuyant les doigts d'une main sur la face palmaire de la main, et en pressant avec les pouces un peu au-dessus du poignet, on parvient à faire plier le radius en arrière, un peu au-dessus de la jointure.

Il importe au plus haut point, si l'on veut comprendre la symptomatologie de la fracture de l'extrémité inférieure du radius, aussi bien que les indications du traitement, de connaître exactement l'anatomie pathologique de cette lésion dont l'étude est singulièrement facilitée par l'examen de fractures produites artificiellement sur le cadavre.

Le trait de la fracture est situé à peu de distance de l'interligne articulaire, à 15 ou 20 millimètres au-dessus de cet interligne.

Ce trait est dirigé transversalement ou presque transversalement. Les fragments présentent souvent des dentelures et s'engrènent plus ou moins l'un dans l'autre. Dans certains cas, si la violence est très-considérable, le fragment supérieur pénètre dans l'inférieur et le fait éclater.

En tous cas, ce qui est à peu près constant, c'est un déplacement spécial qui offre toujours la même disposition. Le fragment inférieur se porte et remonte en arrière, tandis que le supérieur fait en avant de lui une saillie plus ou moins accentuée.

C'est précisément à ce déplacement spécial qu'est due la déformation caractéristique *en dos de fourchette* que je vous ai rappelée plus haut.

Le fragment inférieur se porte en arrière et en haut, tandis que le supérieur fait saillie en avant de lui, et quelquefois le pénètre dans sa partie antérieure.

Par suite de ce déplacement et de cette pénétration réciproques, le radius devient plus court, la main et le carpe qui y sont attachés subissent un mouvement ascensionnel d'autant plus marqué que le raccourcissement est plus considérable. Et comme le carpe s'articule presque exclusivement avec le radius, c'est de son côté qu'il est entraîné ; ainsi s'explique la déviation de la main et du carpe sur le bord radial de l'avant-bras. Enfin, il suffit de connaître cette disposition des fragments pour comprendre immédiatement l'absence de mobilité anormale complète et de crépitation.

Le mécanisme de cette fracture a été expliqué de plusieurs façons différentes.

Un premier fait intéressant, c'est que toujours ou presque toujours, les blessés ont fait une chute sur la paume de la main. Il est fort rare qu'ils accusent une chute sur sa face dorsale. Il est d'ailleurs facile de reproduire sur le cadavre des fractures analogues à celle que je vous décris. Il suffit pour cela de placer la main fléchie à angle droit sur la face dorsale de l'avant-bras et de frapper sur l'extrémité supérieure du radius et du cubitus. On obtient ainsi des fractures semblables à celles que l'on observe journellement dans la pratique. Mais, quel est le mécanisme intime de la production d'une telle fracture ?

Pour l'expliquer, il existe trois théories principales : la théorie de la *pénétration,* celle du *choc* direct, enfin la théorie de l'*arrachement.*

La théorie de l'*arrachement* me paraît la seule acceptable. Voillemier, partisan de la *pénétration*, avait aussi indiqué le mécanisme de l'*arrachement.*

Mais c'est à M. O. Lecomte que l'on doit la notion la plus exacte et la plus complète du mécanisme de la fracture de l'extrémité inférieure du radius. Dans un mémoire publié, en 1866, dans les *Archives générales de médecine*, il a signalé les desiderata et les lacunes de toutes les théories généralement admises, et appuyé celle de l'arrachement sur des preuves tellement nombreuses et positives que je n'hésite pas à adopter cette doctrine, que je considère comme démontrée.

En effet, le siége de la fràcture correspond en avant *immédiatement* au-dessus du ligament radio-carpien antérieur. Ce ligament, très-puissant, est distendu outre mesure dans la flexion exagérée de la main sur la face dorsale de l'avant-bras. Mais ce n'est pas lui qui se rompt, et l'extrémité osseuse correspondante est véritablement arrachée immédiatement au-dessus de ses insertions supérieures.

Ce mécanisme nous explique d'abord la direction transversale de la fracture ; il permet aussi de bien comprendre le déplacement. En effet, l'action de ce ligament est de rompre d'abord les fibres osseuses antérieures ; puis, si la violence continue de s'exercer, le fragment arraché par le ligament radio-carpien est entraîné par lui en arrière et se porte sur la face dorsale, tandis que le fragment supérieur passe au-devant de lui ou le pénètre.

En parlant des symptômes, je vous ai fait remarquer que, parfois, la déformation n'existait pas. Ce côté de la question a été bien étudié dans ces derniers temps par M. Trélat et par un de ses élèves, M. le Dr Schmit.

Ils ont d'abord mis en lumière le fait suivant : c'est que la déformation existe constamment chez les jeunes gens et les adultes. A partir de 50 ans, au contraire, elle fait le plus souvent défaut.

M. Schmit a cru trouver la raison de cette exception à la règle générale, dans la structure particulière de l'extrémité inférieure du radius chez les sujets âgés. On sait, en effet, que, par les progrès de l'âge, le tissu spongieux des os se raréfie de plus en plus au point d'acquérir une fragilité particulière. Cette altération sénile est bien connue pour l'extrémité supérieure du fémur ; il en est de même pour l'extrémité inférieure du radius d'après les recherches de M. Schmit, si bien qu'un faible choc est capable de la briser.

Or, d'après le mécanisme suivant lequel se produit la fracture, vous vous rappelez que le ligament radio-carpien arrache cette extrémité dont les fibres antérieures se rompent les premières. Chez les sujets jeunes, dont le tissu osseux est très-résistant, il est besoin, pour produire cet arrachement, d'une violence considérable ; et l'action

de cette violence ne se borne pas à déterminer la rupture
osseuse, mais a pour effet d'entraîner en arrière le fragment arraché, d'où résulte la déformation spéciale.

Au contraire, chez les vieillards, il suffit, pour produire
la fracture, d'une violence assez faible, dont l'action s'é-
puise sur le champ, et est incapable d'entraîner le fragment inférieur en arrière. Il y a donc, dans ce cas, solution
de continuité de l'os sans déplacement, et, par suite, pas
de déformation.

Bien traitée, la fracture de l'extrémité inférieure du radius est d'un *pronostic* favorable. Dans le cas contraire,
elle peut entraîner à sa suite des inconvénients assez sérieux. D'abord, la déformation non corrigée est des plus
disgracieuses. En outre, on peut observer, longtemps après
la consolidation, des roideurs articulaires et une impo-
tence fonctionnelle très-marquée.

S'il n'existe pas de déplacement, il suffira d'immobiliser
les deux fragments avec un appareil quelconque. Mais, s'il
existe du déplacement, il faudra d'abord réduire, puis
maintenir les fragments dans une bonne situation.

Il n'est pas toujours facile de remplir ces deux indications. Aussi a-t-on employé les méthodes les plus diverses. On est même allé jusqu'à fléchir le poignet en arrière et à le maintenir dans cette position essentiellement
vicieuse, puisqu'elle tend à exagérer encore le déplacement du fragment inférieur, déplacement que nous avons
vu être la cause principale de la déformation.

Aussi, devant ces difficultés, certains auteurs préfèrent
s'abstenir de toute tentative de réduction; mais c'est là, à
mon avis, une conduite qui peut amener des conséquences
fort désagréables pour le malade. La réduction doit donc
être opérée, et voici comment je vous conseille de procéder.

La fracture a été produite dans une flexion exagérée en
arrière. Pour opérer la réduction, vous devrez diriger vos efforts en sens inverse, c'est-à-dire fléchir fortement la main sur la région antérieure de l'avant-bras :
Vous saisissez les deux extrémités fracturées et vous les

ployez dans le sens inverse de leur courbure anormale, c'est-à-dire dans le sens de la flexion de la main sur la région antérieure de l'avant-bras. En même temps, vous devrez porter fortement la main sur le bord cubital, afin de corriger la déviation qui s'est effectuée sur le bord radial.

Quelquefois les douleurs sont si vives, les difficultés de réduction sont telles, que vous serez parfaitement autorisé à employer le chloroforme. La réduction ainsi opérée, comment la maintenir?

Je crois que le meilleur moyen de contention est un appareil plâtré confectionné de la manière suivante :

On taille dans de la tarlatane une attelle appropriée aux dimensions du membre. Cette attelle devra recouvrir la face dorsale et la face externe de l'avant-bras et du carpe. Elle sera assez longue pour descendre jusqu'à l'extrémité inférieure du métacarpe, enfin, son bord inférieur devra être coupé obliquement de façon à laisser libres les quatre derniers doigts.

L'attelle, préalablement imprégnée de plâtre, étant appliquée de cette façon, on devra maintenir les surfaces fracturées dans la situation que je vous ai indiquée plus haut, jusqu'à ce que cette attelle soit complétement sèche et dure.

Malgré ces précautions, il arrive assez souvent qu'on ne fasse pas disparaître complétement la saillie anormale de l'apophyse styloïde du cubitus. L'appareil ne restera appliqué que pendant vingt à vingt-cinq jours. En général, la consolidation est déjà effectuée après ce court espace de temps. Et s'il existe consécutivement un peu de roideur du poignet, elle sera facilement vaincue. D'autre part, comme les doigts sont restés libres pendant toute la durée de l'application de l'attelle, on voit que le blessé n'aura pas à souffrir des inconvénients que je vous signalais tout à l'heure.

TRENTE-SEPTIÈME LEÇON

Des kystes du ligament large.

(*Kystes du Parovarium*).

Messieurs,

Je prendrai pour sujet de cette conférence une malade couchée au n° 69 de la salle Sainte-Marthe. Cette jeune fille, âgée de 23 ans, n'est pas mariée, et n'a jamais eu d'enfants ni de fausse couche. Elle a été réglée à l'âge de 14 ans ; depuis cette époque, les règles ont toujours apparu régulièrement chaque mois ; mais parfois elles étaient accompagnées de quelques douleurs lombaires et abdominales.

Il y a quatre ans, cette jeune fille a remarqué que son ventre augmentait de volume. Cette augmentation a marché lentement et d'une manière pour ainsi dire insensible, mais depuis environ un an, elle est restée à peu près stationnaire. Et pendant toute cette période d'accroissement, la malade n'a jamais éprouvé la moindre douleur, et sa santé est demeurée excellente. Toutefois, il y a quelques mois, la gêne et la fatigue occasionnées par le volume considérable du ventre l'ont décidée à consulter M. le Dr Roustan, de Creil, et, sur son conseil, elle est venue nous trouver à l'hôpital et nous prier de la débarrasser de sa tumeur.

A son entrée, nous constatons que l'abdomen présente un volume considérable. Sa forme générale n'a rien de caractéristique ; cette forme peut faire penser à un kyste de l'ovaire; toutefois il n'y a pas cette proéminence en avant que l'on observe habituellement dans les kystes ovariques. Le ventre est arrondi, légèrement étalé sur les flancs.

Par la percussion on trouve une matité absolue, excepté au niveau de la demi-circonférence supérieure de l'abdomen et de la partie la plus reculée des flancs. Et, caractère fort important, cette matité est fixe et ne subit aucune modification, quelque position que l'on fasse prendre à la malade.

Avec cette matité, on constate une fluctuation des plus franches se transmettant dans tous les sens, sous l'influence de la plus légère percussion. La tumeur offre une rénitence, une élasticité à peu près égales dans toute son étendue, excepté cependant en deux points de son extrémité supérieure, où elle est un peu moins dépressible. Elle est mobile sur les parties profondes. On peut la déplacer de haut en bas, et de droite à gauche.

Si l'on applique la main sur le ventre, pendant que la malade fait de grandes inspirations, on ne constate pas ces mouvements successifs d'abaissement et d'élévation que subissent les différentes tumeurs des organes liés au diaphragme, tels que le foie et la rate. Au contraire, le toucher vaginal fait constater d'une manière évidente des connexions assez étroites de cette tumeur avec les organes génitaux internes. D'abord les divers mouvements qu'on lui imprime se communiquent assez facilement à l'utérus. De plus le col est fortement remonté, l'utérus est déplacé et comprimé sur la concavité du sacrum,

Chose remarquable, une tumeur d'un aussi grand développement ne donne lieu qu'à des troubles fonctionnels insignifiants. Et elle ne détermine aucun de ces phénomènes de compression du côté du rectum, de la vessie et des membres inférieurs, qu'il est si fréquent de rencontrer avec les différentes tumeurs abdominales, et, en particulier, avec les tumeurs de l'utérus et de l'ovaire. L'état général est excellent, et les diverses fonctions de l'économié sont absolument intactes. Enfin, la menstruation est des plus régulières, et dernièrement encore, la malade a eu ses règles, dans la salle même.

Il s'agit ici évidemment d'une collection liquide ; mais où siége cette collection ? Est-ce dans le péritoine ? Ou bien avons-nous affaire à une collection enkystée ? Il est très-facile, je crois, de démontrer qu'il s'agit d'un kyste et non d'une ascite. En effet, vous savez que dans l'ascite, le liquide obéissant aux seules lois de la pesanteur, occupe toujours dans l'abdomen une situation déclive, et qui varie avec la position du malade. L'intestin, d'un poids spécifique moindre, flotte à sa surface. Si donc le malade est couché horizontalement, sur le dos, par exemple, vous trouverez de la matité dans l'hypogastre et les flancs, et, au contraire, de la sonorité à l'épigastre et à l'ombilic. Mais qu'on déplace le malade, qu'on le mette sur un des côtés, par exemple, tout ce côté sera absolument mat, et au contraire le côté opposé offrira une sonorité exagérée.

Chez notre jeune malade, je vous ai fait remarquer que l'on trouvait une matité de presque tout l'abdomen, excepté au niveau de sa demi-circonférence supérieure et à la partie la plus reculée des flancs. Je vous ai fait remarquer aussi que cette matité ne se déplaçait nullement, quelque position que l'on fît prendre à la malade. Chez elle, il s'agit donc d'un kyste et non d'une ascite. — A quelle variété de kyste avons-nous affaire ? Je n'entreprendrai pas de vous faire ici le diagnostic différentiel de toutes les tumeurs abdominales. Une pareille étude nous conduirait beaucoup trop loin. Je procéderai beaucoup plus largement, et j'insisterai surtout sur certaines particularités que je veux spécialement mettre en relief.

Nous éliminerons d'abord et d'un seul coup toutes les espèces de tumeurs solides ; car nous savons que celle de notre malade est absolument fluctuante. Nous passerons aussi sous silence les tumeurs à la fois liquides et solides ; ces tumeurs ne sont pas fluctuantes dans tous les sens comme celle que nous étudions. Nous en distinguerons aussi, très-facilement, les tumeurs de la partie supérieure de l'abdomen, telles que les kystes du foie et de la rate ;

car ces tumeurs adhèrent au diaphragme, dont elles suivent tous les mouvements. Les *kystes rénaux* sont très-rares ; ils ont été précédés de troubles du côté des fonctions des reins. Enfin, caractère très-important, ces kystes siégent sur l'un des côtés de l'abdomen, ou bien s'ils l'occupent tout entier, ils ont d'abord apparu sur l'un de ses côtés. Je ne vous parlerai que pour mémoire de *l'hydropisie enkystée* du péritoine. Cette affection est extrêmement rare et presque impossible à diagnostiquer, si l'on n'a pas assisté au début et à l'évolution de la maladie. Nous arriverons donc à rattacher cette tumeur au système utéro-ovarien, d'autant que je vous ai déjà signalé ses connexions avec l'utérus.

On peut même aller plus loin et restreindre encore le diagnostic. Considérons d'abord les kystes de l'utérus ou les tumeurs fibro-cystiques.

Ces tumeurs sont irrégulières, formées de plusieurs poches. Or, dans le cas présent, nous avons affaire à une tumeur très-régulière, rénitente et fluctuante dans tous les sens. De plus, le toucher vaginal ne nous a fait constater aucune saillie anormale située sur l'utérus même.

On ne peut pas non plus s'arrêter à l'idée d'une grossesse, quoique, dans tous les cas de tumeur abdominale, on doive toujours avoir présente à l'esprit la possibilité d'une telle occurrence. Mais ici, ce diagnostic différentiel n'est pas à faire. D'abord, nous savons que la malade a eu ses règles il y a quelques jours à peine. De plus, la tumeur est tellement liquide, ses parois sont tellement minces qu'elle ne rappelle en rien les caractères de l'utérus gravide. — Il reste enfin les *kystes de l'ovaire.* Mais on sait actuellement que les kystes ovariques uniloculaires sont extrêmement rares, au point même que quelques auteurs les nient d'une manière absolue. Aussi, lorsque vous croirez vous trouver en présence d'un kyste ovarique, devrez-vous être très-réservés et conserver des doutes, si vous ne constatez qu'une poche unique. Ces doutes ne pourront être éclaircis que par une ponction exploratrice.

Dans une communication récente à l'*Académie de Méde-*

cine sur les *indications et les contre-indications de l'ova-riotomie*, je prescrivais d'une manière absolue de pratiquer une ponction exploratrice dans tous les cas de tumeur enkystée de l'abdomen. Cette ponction, en effet, aura pour premier résultat de vous renseigner sur la nature du liquide kystique, et, vous le verrez tout à l'heure, cette notion acquiert la plus haute importance au point de vue du pronostic et du traitement.

J'ai donc pratiqué, chez notre jeune malade, une ponction qui a donné issue à onze litres d'un liquide dont les caractères diffèrent de ceux des vrais kystes ovariques. Le liquide contenu dans ces derniers kystes est épais et filant comme une solution de gomme ou de silicate de potasse ; il est diversement coloré, tantôt en rouge, tantôt en jaune, tantôt en vert. Chez notre malade, au contraire, ce liquide était limpide, clair et transparent comme du cristal de roche. Aussi, d'après ces seuls caractères, me suis-je cru autorisé à affirmer qu'il ne s'agissait pas d'un véritable kyste ovarique, mais d'un kyste *développé au voisinage de l'ovaire*. On sait en effet qu'il existe une variété de kystes situés dans le ligament large et qui proviennent des débris du corps de Wolff.

On avait bien rencontré, dans quelques autopsies, de petits kystes du volume d'une noix, d'une pomme, mais on n'y avait prêté qu'une médiocre attention. Ces kystes étaient à peine connus au point de vue clinique. Dans ces dernières années, Spencer Wells, en Angleterre, M. Panas, en France, ont attiré sur eux l'attention des chirurgiens, et insisté sur la bénignité de leur pronostic et la facilité avec laquelle ils guérissent.

Je crois donc utile de vous indiquer brièvement et l'origine et le mode de développement de ces kystes. Vous savez que les organes génito-urinaires se développent aux dépens du corps de Wolff qui siége primitivement dans l'abdomen le long de la colonne lombaire, et dont une partie préside au développement du rein, tandis que l'autre donne naissance au testicule chez l'homme, et à l'ovaire chez la femme. Chez cette dernière, après le développement de l'ovaire, ce corps s'atrophie et n'est plus représenté que par son canal excréteur extrêmement délié et par des canalicules sécréteurs flexueux. Sous cette forme réduite, il constitue ce qu'on a appelé le corps de Rosenmuller, ou encore le *parovarium*. Le corps de Rosenmuller est situé dans les ligaments larges et se trouve constitué par un certain nombre de canalicules fort ténus qui se dirigent tous vers un conduit principal dans lequel ils s'abouchent.

Par suite de nouvelles transformations, ce conduit principal se raccourcit et les différents canalicules qu'il reçoit convergent tous vers un même point. Ces derniers ont un calibre très-délié, assez irrégulier ; çà et là, ils présentent des renflements, ailleurs ils sont au contraire étranglés. On conçoit qu'une telle disposition soit éminemment favorable à la production de kystes. Et de fait, on rencontre très-souvent à l'autopsie de petits kystes qui ont une telle origine. — Mais ces kystes peuvent acquérir des dimensions beaucoup plus considérables. Il est le plus souvent très-difficile de les distinguer des vrais kystes de l'ovaire. Je crois pourtant qu'il est possible d'arriver à ce diagnostic différentiel en tenant compte des données suivantes : d'abord les kystes du ligament large sont, en général, constitués par une seule poche ; or, nous savons maintenant que les véritables kystes de l'ovaire sont presque toujours, sinon toujours, multiloculaires. En général, la forme du ventre n'est pas la même dans les deux variétés. Dans les kystes du parovarium, le ventre est arrondi jusque dans les flancs ; il est plutôt proéminent au-dessus du pubis, dans les kystes ovariques proprement dits. Les kystes du ligament large ont des relations plus étroites avec l'utérus qui est souvent déplacé et refoulé contre le sacrum. Mais c'est surtout la ponction exploratrice qui permettra de lever tous les doutes. En effet, ainsi que je l'ai déjà dit, le liquide présente des caractères bien différents dans les deux variétés.

Dans les kystes du parovarium, le liquide est *incolore*, d'une *fluidité* parfaite, d'une *clarté* semblable à celle du cristal. L'analyse chimique n'y fait reconnaître aucune trace d'albumine, ou bien des quantités absolument insignifiantes. Or, on sait que le liquide des véritables kystes de l'ovaire en contient toujours des proportions considérables.

Enfin, dans ces derniers kystes, le microscope révèle la présence d'éléments figurés, de cellules spéciales qui sont les cellules caliciformes. Dans les kystes du parovarium, au contraire, on ne rencontre jamais d'éléments figurés.

Voilà certes, Messieurs, assez de caractères importants pour permettre de faire le diagnostic des kystes du ligament large. C'est en tenant compte de ces différents caractères, que je suis arrivé à affirmer ce diagnostic chez la jeune fille qui fait principalement l'objet de cette conférence.

Malheureusement tous les cas ne sont pas toujours aussi simples, et certaines circonstances spéciales pourront quelquefois obscurcir le diagnostic. C'est ainsi que j'ai éprouvé quelque hésitation chez une autre malade du service, dont je vais brièvement vous raconter l'histoire.

Cette femme, âgée de 35 ans, a toujours été bien réglée, et sa santé générale a toujours été des plus satisfantes.

Il y a à peu près 3 ans, la malade s'est aperçue d'une augmentation de volume du ventre; et comme chez la précédente, cette augmentation s'est effectuée lentement, sans douleurs, sans réaction aucune. Comme chez la précédente aussi, la tumeur est restée stationnaire il y a environ un an. Nous constatons que cette tumeur est de forme globuleuse et beaucoup moins considérable que la première. Toutefois, malgré son faible développement, elle a déplacé l'utérus, qui est fortement remonté et comprimé contre la concavité du sacrum.

Aussi, en présence de ces différents caractères : tumeur uniloculaire, tumeur à évolution lente et sans aucun retentissement sur l'état général, absence complète de phénomènes de compression, j'ai pensé que nous devions avoir affaire à un kyste du parovarium.

J'ai donc pratiqué une ponction; tout d'abord, j'ai été fort désappointé en voyant couler, au lieu d'un liquide clair, un liquide fortement coloré en rouge. Toutefois, persévérant dans ma première idée, je vidai complétement le kyste qui contenait à peu près 3 litres et demi de liquide. Ce liquide était très-fluide et ne présentait aucunement cette consistance épaisse et sirupeuse des véritables kystes ovariques.

Dans ce cas particulier, l'examen chimique ne pouvait nous être d'aucune utilité à cause de la présence du sang. Mais l'examen microscopique, pratiqué après avoir laissé reposer le liquide pendant quelque temps, n'a fait constater la présence d'aucun élément figuré autre que des globules sanguins. Aussi, malgré la coloration rouge de ce liquide, et en raison de ses caractères microscopiques, en raison aussi des différents symptômes physiques que je vous ai signalés plus haut, je fus tout porté à croire à l'existence d'un kyste du ligament large.

Messieurs, si vous me voyez tant insister sur les caractères que présentent les tumeurs de ces deux malades, c'est en raison du pronostic et du traitement qu'elles comportent.

En effet, tandis que les kystes ovariques véritables ne sont guère justiciables que de l'ovariotomie, les kystes parovariques, au contraire, guérissent par la simple ponction ou par une série de ponctions successives que l'on pourrait faire suivre d'une injection iodée. Je ne suis même pas éloigné de croire que la plupart des kystes guéris par la simple ponction suivie d'injection iodée, n'étaient que des kystes du parovarium.

Le *pronostic* de ces kystes est donc bénin. Et pour vous en donner une preuve, permettez-moi de vous citer un exemple très-probant dont vous avez pu être témoins, l'été dernier, dans notre service.

Il s'agissait d'une jeune femme présentant une tumeur abdominale qui avait la plus grande analogie avec celle de la malade du n° 69.

Je pratiquai une ponction, qui donna issue à un liquide absolument clair et limpide. Je déclarai sur le champ aux élèves qui suivaient la visite, que nous étions en présence d'un kyste du parovarium, et que probablement la malade

guérirait par une simple ponction. Aussi j'évacuai complétement le liquide dont il sortit plus de 11 litres. Ce liquide
ne s'était pas reproduit quelques mois après la ponction et
la malade a pu nous quitter absolument guérie. Depuis, elle
est revenue nous voir plusieurs fois, et nous avons pu constater que sa tumeur ne s'était nullement reproduite.

Messieurs, c'est donc à ce traitement très-simple, que
vous devrez avoir recours dans tous les cas de ce genre:
c'est celui que j'ai employé pour la jeune femme du n° 69.
Si une seule ponction restait insuffisante, j'en pratiquerais
une autre, que je ferais suivre de l'injection iodée. C'est
de cette façon que je compte assurer à cette malade une
guérison complète et durable, sans lui faire courir les
chances toujours hasardeuses de l'ovariotomie.

TABLE DES MATIÈRES

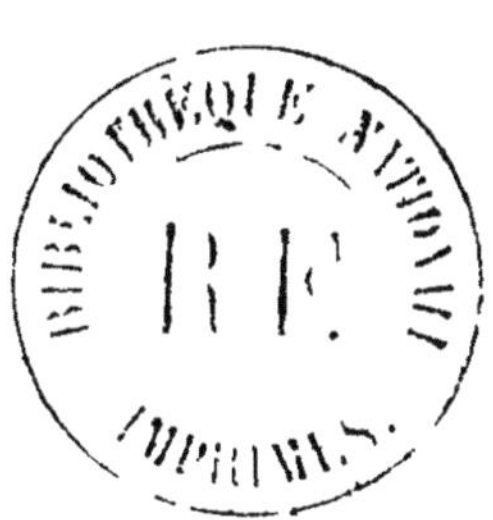

PUBLICATIONS

DU

PROGRÈS MÉDICAL

6, rue des Ecoles, 6

LE PROGRÈS MÉDICAL

JOURNAL DE MÉDECINE, DE CHIRURGIE ET DE PHARMACIE

Rédacteur en chef : **BOURNEVILLE.**

Paraissant le samedi par cahier de 24 p. in-4° compacte sur 2 colonnes
Un an : 20 fr. — 6 mois, 10 fr.

Pour les étudiants en médecine : un an, 12 fr.

Les Bureaux du **Progrès médical** *sont ouverts de midi à cinq heures.*

ABADIE. Sur la valeur séméiologique de l'hémiopie dans les affections cérébrales. In-8 de 12 pages. 0 fr. 40 c. — Pour les abonnés du *Progrès,* 30 cent.

AVEZOU (J.-C.). De quelques phénomènes consécutifs aux contusions des troncs nerveux du bras et à des lésions diverses des branches nerveuses digitales (étude clinique) avec quelques considérations sur la distribution anatomique des nerfs collatéraux des doigts. Un vol. in-8 de 144 pages. — Prix : 3 fr. 50. — Pour nos abonnés,   2 fr. 50

BALZER (F.). Contribution à l'étude de la Broncho-Pneumonie, in-8 de 84 pages, orné d'une planche en chromo-lithographie. — Prix : 2 fr. 50. — Pour les abonnés du *Progrès,*   1 fr. 75.

BÉHIER. Etude de quelques points de l'urémie (clinique, théories, expériences), leçons recueillies par H. LIOUVILLE et I. STRAUS. In-8 de 24 pages, 60 cent. — Pour les abonnés du *Progrès médical,*   40 cent.

BÉHIER. De la pellagre sporadique. Leçons faites à l'Hôtel-Dieu en 1873, recueillies par Liouville (H.) et Straus (I.). Paris, in-8 de 24 pages, 60 cent. — Pour les abonnés du *Progrès,*   40 cent.

BESSON (I.). Dystocie spéciale dans les accouchements multiples. Vol. in-8 de 92 p. — Prix : 2 fr. — Pour les abonnés du *Progrès,*   1 fr. 25.

BÉTOUS (I.). Etude sur le tabes spasmodique. In-8 de 48 pages. 1 fr. 50 — Pour les abonnés,   1 fr.

BIOT (C.). Contribution à l'étude du phénomène respiratoire de Cheyne-Stokes (avec tracés pneumographiques et sphygmographiques). Paris 1876, in-8. — Prix : 1 fr. — Pour les abonnés du *Progrès médical,*   60 c.

BITOT. Essai de topographie cérébrale par la cerebrotomie méthodique. — Conservation des pièces normales et pathologiques par un procédé particulier. Un volume in-4° de 40 pages de texte avec 7 figures intercalées et 17 planches en photographie représentant des coupes cérébrales. 1878. — Prix : 12 fr. — Pour les abonnés du *Progrès médical,*   9 fr.

BOURNEVILLE et REGNARD. Iconographie photographique de la Salpêtrière. Cet ouvrage paraît par livraisons de 8 à 16 pages de texte et 4 photo-litho-

graphics. Douze livraisons foiment un volume. Les *deux premiers volumes* sont
en vente. — Piix de la livraison: 3 fr. — Prix du volume: 30 fr. — Pour les
abonnés du *Progrès médical*, prix de la livraison, 2 fr., prix du volume, 20 fr.
— Nous avons fait relier quelques exemplaires dont le texte et les planches
sont montés sur onglets; demi-reliure, tranche rouge, non rognés. — Piix
de la reliure, 5 fr.

BOURNEVILLE. Science et miracle : *Louise Lateau* ou la *Stigmatisée belge*.
In-8 de 72 pages avec 2 fig. dans le texte et une eau forte dessinées par
P. Richer, 2 fr. 50. 2e édition, revue, corrigée et augmentée. — Prix. 2 fr. 50
— Pour nos abonnés.   1 fr. 50.

BOURNEVILLE. Mémoire sur la condition de la bouche chez les idiots, suivi
d'une étude sur la médecine légale des aliénés. Paris. 1863. Gr. in 8 de
28 pages à deux colonnes. 1 fr. — Pour les abonnés du *Progrès*,   70 cent.

BOURNEVILLE. Le choléra a l'hôpital Cochin (Etude clinique). Paris, 1865.
In-8 de 48 pages, 1 fr. — Pour les abonnés du *Progrès*,   70 cent.

BOURNEVILLE et TEINTURIER. G. V. Townley, ou du diagnostic de la folie
au point de vue légal. Paris, 1865. In-8 de 16 pages. 0 fr. 50. — Pour les
abonnés du *Progrès*,   -   35 cent.

BOURNEVILLE. Etudes cliniques et thermométriques sur les maladies du
système nerveux. Premier fascicule : Hémorrhagie et ramollissement du cerveau. Paris 1872. In-8 de 168 pages avec 22 fig. 3 fr. 50. — Pour nos abonnés,   2 fr. 50.
Deuxième fascicule : Urémie et Eclampsie puerpérale; Epilepsie et Hystérie
Paris, 1873. In-8 de 160 pages, avec 14 fig. 3 fr. 50. — Pour nos abonnés. 2 fr. 50.

BOURNEVILLE. Recherches cliniques et thérapeutiques sur l'épilepsie et
l'hystérie. In-8 de 200 pages avec 5 fig. dans le texte et 3 planches. 4 fr.
— Pour nos abonnés.   2 fr. 75.

BOURNEVILLE. Notes et observations cliniques et thermométriques sur la
fièvre typhoïde. In-8° compacte de 80 pages, avec 10 tracés en chromo-lithographie. 3 fr. — Pour nos abonnés,   2 fr.

BOURNEVILLE et VOULET. De la contracture hystérique permanente ou
appréciation scientifique des miracles de Saint-Louis et de Saint-Médard.
In-8. 2 fr. 50. — Pour nos abonnés,   1 fr. 75.

BOYER (H. Cl. de). Etudes topographiques sur les lésions corticales des
hémisphères cérébraux. Un fort volume in-8 de 190 pages, avec 104 figures intercalées dans le texte et une planche. Paris, 1879. — Prix : 6 fr.
pour nos abonnés,   4 fr.

BRISSAUD (E.) et MONOD (E). Contribution à l'étude des tumeurs congénitales de la région sacro-coccygienne, 1877, in-8 de 16 pages. — Prix : 50 cent.
— Pour les abonnés du *Progiès*,   35 cent.

BRISSAUD. (*Voir* FOURNIER.)

BUDIN (P.). Recherches physiologiques et cliniques sur les accouchements.
Paris, 1876. In-8 de 36 pages avec figures. 1 fr. — Pour nos abonnés, 65 cent.

BUDIN (P.). De la tête du fœtus au point de vue de l'obstétrique. Recherches cliniques et expérimentales. Gr. in-8 de 112 pages, avec de nombreux tableaux, dix figures intercalées dans le texte, 36 planches noires et
une planche en chromo-lithographie. — Prix : 10 fr. — Pour les abonnés
du *Progrès*,   6 fr.

CARTAZ (A.). Notes et observations sur le tétanos traumatique. In-8
50 cent. — Pour les abonnés du *Progrès*,   35 cent.

CHABBERT (L.). De l'anthrax des lèvres, ses complications, son traitement.
Paris 1877, in-8 de 44 pages. — Prix : 1 fr. 50. — Pour les abonnés du
Progrès,   1 fr.

Charcot (J.-M.). Leçons sur les maladies du système nerveux. faites à la Salpêtrière, recueillies et publiées par Bourneville. Tome I : Troubles trophiques : — Paralysie agitante ; — Sclérose en plaques ; — Hystéro épilepsie. Paris, 1875, 2ᵉ édition. In-8 de 428 pages avec 25 figures et 10 planches en chromo-lithographie. 13 fr. — Pour nos abonnés, 10 fr.

Charcot (J.-M.). Leçons sur les maladies du système nerveux, faites à la Salpêtrière, recueillies et publiées par Bourneville. Tome II : *Des anomalies de l'ataxie locomotrice* ; — *De la compression lente de la moelle épinière* (mal de Pott, cancer vertebral, etc.) ; — *Des amyotrophies* (paralysie infantile, paralysie spinale de l'adulte, atrophie musculaire protopathique, sclérose des cordons latéraux, etc.). — *Tabes dorsal spasmodique* ; — *Hémichorée post-hémiplegique* ; — *Paraplégies urinaires* ; — *Vertige de Ménière* ; — *Epilepsie partielle d'origine syphilitique* ; — *Athétose* ; — *Appendice, etc.* — Prix : 14 fr. — Pour les abonnes du *Progrès médical*, 10 fr.

Charcot (J.-M.). Leçons sur les localisations dans les maladies du cerveau, recueillies et publiées par Bourneville In-8 de 168 pages avec 45 figures dans le texte. — Prix : 5 fr. — Pour les abonnés, 4 fr.

Charcot (J.-M.). Leçons sur les maladies du foie, des voies biliaires et des reins, faites à la Faculté de médecine de Paris, recueillies et publiées par Bourneville et Sevestre. Un volume in-8 de 400 pages, orné de figures et de sept planches chromo-lithogr. — Prix : 10 fr. — Pour les abonnés du *Progrès médical*, 7 fr.

· Charcot (J -M.). Leçons cliniques sur les maladies des vieillards et les maladies chroniques. Un fort volume in 8 de 310 pages avec figures dans le texte et 3 planches en chromo-lithographie.—Prix cartonné à l'anglaise, 8 fr — Pour nos abonnés, 7 fr.

Charcot (J.-M.)et Gombault. Note sur un cas de lésions disséminées des centres nerveux observées chez une femme syphilitique. in-8° avec planches chromo-lithog.—Prix : 1 fr. — Pour les abonnés du *Progrès médical*, 70 cent.

Charcot (J.-M.). De l'anaphrodisie produite par l'usage prolongé des préparations arsenicales. Paris, 1864. In-8. 0 fr. 50. — Pour les abonnés du *Progrès*, 35 cent.

Chouppe (II.). Recherches thérapeutiques et physiologiques sur l'ipéca. Paris, 1873. In-8 de 40 pages, 1 fr. — Pour nos abonnés, 70 cent.

Cornillon (J.). La folie des grandeurs. In-8 de 60 pages. 2 fr. 50. — Pour nos abonnés, 1 fr. 70.

Cornillon (J.). De la contracture uréthrale dans les rétrécissements péniens. In-8° de 60 pages. 1 fr. 50. — Pour nos abonnés, 1 fr.

Cornillon (J.). Action physiologique des alcalins dans la glycosurie. Prix : 60 c. — Pour nos abonnés, 40 cent.

Cornillon (J.). Rapports du diabète avec l'arthritis et de la dyspepsie avec les maladies constitutionnelles. Un volume in-8 de 48 pages. — Paris, 1878. — Prix : 1 fr. 50 ; pour les abonnés du *Progrès*, 1 fr.

Cuffer. Des causes qui peuvent modifier les bruits de souffle intra et extra-cardiaques, et en particulier de leurs modifications sous l'influence des changements de la position des malades. Valeur séméiologique de ces modifications. — Prix : 1 fr. 50. — Pour nos abonnés, 1 fr.

Daremberg (G.). Les méthodes de la chimie médicale. In-8 de 19 pages. — Prix : 60 c. — Pour nos abonnés, 40 cent.

Debove. Notes sur la méningite spinale tuberculeuse, sur l'hémiplégie saturnine et l'hémianesthésie d'origine alcoolique. Brochure in-8 de 24 pages, prix : 90 c., pour nos abonnés, 60 c.

Dubove (*Voir* Liouville).

Dehenne (A.). Note sur une cause peu connue de l'érysipèle. Paris, 1874. In-8, 0 fr. 50. — Pour nos abonnés,   35 cent.

Déjérine (J.). Recherches sur les lésions du système nerveux dans la paralysie ascendante aiguë. Un volume in-8 de 66 pages. — Paris 1879. — Prix : 2 fr. — Pour nos abonnés,   1 fr. 50

Delasiauve. De la clinique à domicile et de l'enseignement qui s'y rattache, dans ses rapports avec l'assistance publique. Paris, 1877, in-8 de 16 p. Prix : 50 c. — Pour nos abonnés,   35 cent.

Delasiauve. Du double caractère des phénomènes psychiques. Prix : 50 cent. — Pour nos abonnés,   35 cent.

Delasiauve. Classification des maladies mentales ayant pour double base la psychologie et la clinique. Paris, 1877. In-8 de 24 pages.— Prix : 50 cent.

Delasiauve. Traité de l'épilepsie. Un gros volume in-8 de 500 pages. — Prix : 3 fr. 50. — Pour nos abonnés,   2 fr. 50

Delasiauve (J.). Journal de médecine mentale, résumant au point de vue médico-psychologique, hygiénique, thérapeutique et légal, toutes les questions relatives à la folie, aux névroses convulsives et aux défectuosités intellectuelles et morales, à l'usage des médecins praticiens, des étudiants en médecine, des jurisconsultes, des administrateurs et des personnes qui se consacrent à l'enseignement. Dix volumes (1860-1870). — Prix : 50 fr. — Pour les abonnés du *Progrès médical*,   40 fr.

Dransart (H.-N.). Contribution à l'anatomie et à la physiologie pathologiques des tumeurs urineuses et des abcès urineux. In-8° de 32 pages avec 1 figure, 70 cent. — Pour les abonnés,   40 cent.

Du Basty. De la piqûre des hyménoptères porte-aiguillon. Gr. in-8 de 48 pages. 1 fr. 25. — Pour les abonnés du *Progrès*,   85 cent.

Duplay (S.). Leçon sur les périarthrites coxo-fémorales, recueillie par H. Duret. In-8 de 20 pages. 60 cent. — Pour nos abonnés,   40 cent.

Duplay. Conférences de clinique chirurgicale, faites aux hôpitaux de Saint-Louis et Saint-Antoine, recueillies et publiées par Duret et Marots, internes des hôpitaux. — In-8 de 180 pages. Prix : 3 fr. 50. — Pour les abonnés du *Progrès*,   2 fr. 50.

Dupuy (L.-E.). Etude sur quelques lésions du mésentère dans les hernies In-8° de 16 pages, 50 cent. — Pour les abonnés.   35 cent.

Duret (H.). Etudes expérimentales et cliniques sur les traumatismes cérébraux. Un volume in-8° de 330 pages, orné de 18 planches doubles en chromo-lithographie et lithographie, et de 39 figures sur bois intercalées dans le texte. Paris, 1878. Premier volume, prix : 15 fr.; pour les abonnés du *Progrès médical*,   10 fr.

Ferrier. Recherches expérimentales sur la physiologie et la pathologie cérébrales. Traduction avec l'autorisation de l'auteur, par H. Duret, interne des hôpitaux. In-8° de 74 p. avec 11 fig. dans le texte, 2 fr.—Pour nos abonnés. 1 fr. 35.

Fournier (A). De la pseudo-paralysie générale d'origine syphilitique, Leçons recueillies par E. Brissaud. Paris 1878. In-8 de 24 pages. — Prix : 1 fr. — Pour les abonnés,   65 cent.

Giraldès (J.-A.). Recherches sur les kystes muqueux du sinus maxillaire. — Prix : 1 fr. 50. — Pour nos abonnés,   1 fr.

Giraldès (J.-A.). Etudes anatomiques ou recherche sur l'organisation de l'œil considéré chez l'homme et dans quelques animaux. Paris 1836. In-4° de 83 pages avec 7 planches. — Prix : 3 fr. 50. — Pour nos abonnés. 2 fr. 50.

— 5 —

Giraldès (J.-A.). Des luxations de la mâchoire. Paris 1844. In-4° de 50 pages avec 2 planches. — Prix : 2 fr. — Pour nos abonnés,   1 fr. 35.

Giraldès (J.-A.). De l'anatomie appliquée aux beaux-arts. Cours professé à l'athénée des Beaux-Arts. Compte rendu par Mlle Lina Jaunez. Paris 1856. In-8 de 8 pages. — Prix :   50 cent.

Giraldès (J.-A.). Plan général d'un cours d'anatomie appliqué aux beaux-arts. Paris 1857. In-8 de 8 pages. — Prix :   50 cent.

Giraldès (J.-A.). Recherches anatomiques sur le corps innominé. Paris, 1861. In-8 de 12 pages avec 5 planches. — Prix : 1 fr. 50. — Pour nos abonnés,   1 fr.

Giraldès (J.-A.). De la feve de Calabar, note présentée au congrès médico-chirurgical de France tenu à Rouen le 30 septembre 1863. Paris 1864, in-8 de 8 pages avec figures. — Prix :   50 cent.

Giraldès (J.-A.). Note sur les tumeurs dermoides du crâne. Paris 1866. In-8 de 7 pages. Prix :   40 cent.

Giraldès (J.-A.). Sur un point du traitement de la périostite phlegmoneuse diffuse. Paris 1874. In-8 de 12 pages. Prix   50 cent.

Golay (E.). Des abcès douloureux des os. Un volume in-8 de 162 pages. — Paris, 1879. — Prix : 3 fr. 50 ; pour nos abonnés,   2 fr. 50

Gombault. Etude sur la sclérose latérale amyotrophique. — Prix : 2 fr. — Pour nos abonnés,   1 fr. 35.

Hayem (G.). Leçons cliniques sur les manifestations cardiaques de la fièvre typhoïde, recueillies par Boudet de Paris. In-8 de 88 pages avec 5 figures. Prix : 2 fr. 50. — Pour les abonnés,   1 fr. 70

Kelsch (A.). Note pour servir à l'histoire de l'endocardite ulcéreuse. In-8° — Prix : 50 cent. — Pour nos abonnés,   35 cent.

Landolt (E.). Leçons sur le diagnostic des maladies des yeux, faites à l'école pratique de la Faculté de médecine de Paris pendant le semestre d'été de 1875, recueillies par Charpentier. Paris, 1877. In-8 de 204 pages. — Prix. 6 fr. — Pour nos abonnes,   4 fr.

Landouzy (L.). Trois observations de rage humaine ; réflexions. In-8° de 16 pages, 50 cent. — Pour les abonnés,   35 cent.

Laveran (A.) Un cas de myélite aiguë. 1876. In-8 de 13 p.   30 cent.

Laveran. Tuberculose aiguë des synoviales,   50 cent.

Leloir (H.). Contribution à l'étude du rhumatisme blennorrhagique. brochure in 8 de 24 pages. — Prix ; 75 c.. — Pour les abonnés du *Progrès*, 50 c.

Liouville (H.) Contribution à l'étude de la paralysie générale progressive des aliénés. In-8°, 50 cent. — Pour nos abonnés,   35 cent.

Liouville (H). Nouveaux exemples de lésions tuberculeuses dans la moelle épinière. In-8, 50 cent. — Pour nos abonnés,   35 cent.

Liouville et Debove. Note sur un cas de mutisme hystérique, suivi de guérison. Paris, 1876. In-8.   30 cent.

Liouville. (*Voir* Béhier).

Longuet (F.-E.-M.). De l'influence des maladies du foie sur la marche des traumatismes. In-8 de 124 pages, 4 fr. — Prix pour nos abonnés : 2 fr. 75.

Manuel de la garde-malade et de l'infirmière, publié sous la direction du Dr Bourneville. par MM. Blondeau, de Boyer, Ed. Brissaud, H. Duret, G. Maunoury, Monod, Poirier, P. Regnard, Sevestre et P. Yvon, rédacteurs du *Progrès médical*. — Ouvrage formant trois volumes in-16. — 1er volume : *Anatomie et Physiologie*, 180 pages, 8 figures. Prix : 2 fr.

2ᵉ volume : *Pansements*, 316 pages, 60 gravures, prix : 3 fr. 50.

3ᵉ volume : *Administration des Médicaments*, 160 pages, prix : 2 fr. — Pour nos abonnés, l ouvrage complet, broché. prix   5 fr.

Nous avons fait faire un élégant cartonnage anglais pour chacun des trois volumes du Manuel. — Prix par volume 75 c., l'ouvrage complet, 2 fr.

MARCANO (G.) Des ulcères des jambes entretenus par une affection du cœur. In-8. 1 fr. 25. — Pour nos abonnes.   85 cent.

MARCANO (G.). De l'étranglement herniaire par les anneaux de l'épiploon. Paris, 1872. In-8 de 8 pages. — Piix :   30 cent.

MARCANO. De la psoïte traumatique, in-8° de 160 pages. — Prix : 3 fr. — Pour les abonnés,   2 fr.

MARCANO. Notes pour servir à l'histoire des kystes de la rate. — Prix : 60 cent. — Pour nos abonnés,   40 ceut.

MARSAT (A.). Des usages thérapeutiques du *nitrite d'amyle*. In-8 de 48 pages. 1 fr. 25. — Pour nos abonnés,   85 cent.

MAUNOURY (G.). Les hôpitaux-baraques et les pansements antiseptiques en Allemagne. Paris 1877, in-8 de 20 pages. — Prix : 1 fr. — Pour les abonnés du *Progrès*,   70 cent.

MIOT (C). De la myringodectomie ou perforation artificielle du tympan. In-8 de 169 pages avec 16 figures intercalées dans le texte. — Prix : 3 fr. 50 — Pour les abonnés du *Progrès médical*,   2 fr. 50.

MIOT (C.) De la Ténotomie du muscle tenseur du tympan. Volume in-8° de 56 pages orné de 11 figures intercalées dans le texte. Paris, 1878. Prix : 1 fr. 50 ; pour les abonnés du *Progrès*,   1 fr.

ONIMUS. Des applications chirurgicales de l'électricité. Leçons recueillies par Bonneloy. In-8 de 16 pages, avec 4 figures, 60 c. — Pour nos abonnés. 40 cent.

ORY (E). Maladies de la peau. Notes de thérapeutique, recueillies aux cliniques dermatologiques de M. le professeur Hardy, à l'hôpital St-Louis. Paris, 1877. In-8 de 40 pages. — Prix : 1 fr. — Pour nos abonnés, 70 cent.

OULMONT (P.). Etude clinique sur l'athétose. Paris, 1878. In-8 de 116 pages avec figures. — Prix : 3 fr. — Pour nos abonnés,   2 fr.

PARROT. Cours d'histoire de la médecine. Leçon d'ouverture du 21 novembre 1876. Paris, 1877. In-8 de 20 pages. — Prix : 60 c. — Pour nos abonnés,   40 cent.

PASTURAUD (D). Etude sur les cals douloureux. In-8 de 64 pages. 2 fr. — Pour nos abonnés.   1 fr. 35.

PATHAULT (L.). Des propriétés physiologiques du Bromure de Camphre et de ses *usages thérapeutiques*. In-8 de 48 pages, 1 fr. 50. — Pour nos abonnés, 1 fr.

PELTIER (G.). De la triméthylamine et de son usage dans le traitement du rhumatisme articulaire aigu. In-8 compacte de 34 pages, 60 cent — Pour nos abonnés,   40 cent.

PELTIER (G.). Etude sur la cécité congénitale. Paris, 1869. In-8 de 36 pages. — Prix : 1 fr. — Pour nos abonnés,   70 cent.

PELTIER (G.). L'ambulance n° 5. Paris, 1871. In-8 de 110 pages. 1 fr.

PITRES (A.). Recherches sur les lésions du centre ovale des hémisphères cérébraux, étudiées au point de vue des localisations cérébrales. Paris, 1877. In-8 de 148 pages, avec deux planches chromo-lithographiques. — Prix : 4 fr. — Pour les abonnés du *Progrès Médical*,   2 fr. 70.

POINSOT (G.). Contribution à l'histoire clinique des tumeurs du testicule, brochure in-8 de 28 pages. Prix : 1 fr. ; pour nos abonnés,   70 cent.

Questionnaire pour le 1er examen de doctorat. Recueil de séries d'examens subis récemment (en 1876) à la Faculté de médecine de Paris, indiquant : 1° La composition du jury pour chaque série; 2° La préparation anatomique de chaque candidat; 3° Les questions orales auxquelles le candidat a dû repondre ensuite; 4° Enfin le résultat de l'examen dans chaque série; suivi de questions sur les accouchements, recueillies au cinquieme examen de doctorat et aux examens de sage-femme. Paris, 1876. In-16 de 91 pages — Prix : 1 fr. — Pour nos abonnés,   70 cent.

Ranvier (L.). Leçon d'ouverture du cours d'anatomie générale au Collége de France. Paris, 1876. In-8 de 16 pages. — Prix, 60 c. — Pour nos abonnés,   40 cent.

Raymond (F.). Etude anatomique, physiologique et clinique sur l'hémichorée, l'hémianesthésie et les tremblements symptomatiques. In-8 de 140 pages avec figures dans le texte et 3 planches. 3 fr. 50. — Pour les abonnés,   2 fr. 50.

Reclus (P.). Du tubercule du testicule et de l'orchite tuberculeuse. In-8 de 212 pages avec 5 planches en chromo-lithographie, 5 fr. — Pour nos abonnés,   4 fr.

Reclus (P.). De l'épithélioma térébrant du maxillaire supérieur. Paris, 1876. In-8 de 4 pages. — Prix :   20 cent.

Reclus (P.). La fontaine d'Ahusquy, brochure in-8 de 30 pages. — Prix 1 fr. — Pour les abonnés,   70 c.

Reclus (P). Des ophthalmies sympathiques. Un fort volume in-8 de 210 pages. — Prix : 5 fr. pour les abonnés du *Progrès médical*,   4 fr

Regnard (P.). Recherches expérimentales sur les variations pathologiques des combustions respiratoires. Un fort volume in-8° de 394 pages, enrichi de 100 gravures dans le texte. — Paris, 1879. — Prix : 10 fr.; pour les abonnés,   7 fr.

Ribemont (A.). Recherches sur l'insufflation des nouveau-nés et description d'un nouveau tube laryngien. Un volume in-8 de 40 pages et 8 planches. — Paris, 1878. — Prix : 3 fr. 50, pour nos abonnés,   2 fr. 50

Roque (F.). Des dégénérescences héréditaires produites par l'intoxication saturnine lente. Paris, 1872. In-12 de 15 pages. — Prix :   30 cent.

Rosapelly (Ch. L). Recherches théoriques et expérimentales sur les causes et le mecanisme de la circulation du foie. Un volume in-8 de 76 pages orné de 24 figures. — Prix : 3 fr.; pour nos abonnés,   2 fr.

Schémas pour relever à l'autopsie les lésions cérébro-spinales. Feuille carrée contenant 13 figures. — Prix :   20 cent.

Seguin (E.-C). Registre memento d'observations, pour conserver toutes les observations faites au lit du malade. Paris, 1878. — Prix :   60 cent.

Straus. (*Voir* Béhier.)

Tarnier. De l'influence du régime lacté dans l'albuminurie des femmes enceintes et de son indication.   50 cent.

Thaon (L.). Recherches cliniques et anatomo-pathologiques sur la tuberculose. Grand in-8° de 112 pages, avec 2 planches en chromo-lithographie, 4 fr. 50. — Pour nos abonnés,   3 fr.

Thaon (L). Clinique climatologique des maladies chroniques. — 1er fascicule : phthisie pulmonaire. Un volume grand in-8 de 164 pages, avec 2 planches de traces de température. Paris 1877. — Prix : 4 fr.; pour les abonnés,   2 fr. 75

Teinturier (E.). Les Skoptzy, étude médico-légale sur une secte religieuse russe dont les adeptes pratiquent la castration. — Un joli volume in-12 orné de gravures représentant les différents modes de castration employés par ces fanatiques. — Prix : 1 fr. 50. — Pour les abonnés du *Progrès médical,* 1 fr.

TERRILLON. Des troubles de la menstruation après les lésions chirurgicales ou traumatiques. In-8 de 22 pages, 60 cent. — Pour les abonnés, 40 cent.

TERRILLON. Contribution à l'étude des gommes syphilitiques du testicule ou sarcocèle gommeux. — Prix : 50 c. — Pour nos abonnés, 35 cent.

TRÉLAT (U.) Leçons de clinique chirurgicale, professées à l'hôpital de la Charité (1875-1876), recueillies et rédigées par A. Cartaz. Paris, 1877. In-8 de 127 pages. — Prix : 3 fr. — Pour nos abonnés, 2 fr.

VILLARD (F.) De l'aphasie ou la perte de la parole et de la localisation du langage articulé, par le Dr Bateman, traduit de l'anglais par F. Villard Un volume in-8° de 128 pages. Paris, 1870. Prix : 2 fr.; pour les abonnés, 1 fr. 25.

VILLARD (F.). Notice hygiénique et médicale sur l'Attique. Brochure in-8 de 30 pages. Prix : 1 fr. Pour nos abonnés, 70 cent

LE PROGRÈS MÉDICAL : tome I (1873), épuisé. — Tome II (1874), épuisé. — Tome III (1875), vol. in-4° de 800 pages avec 50 figures, prix 16 fr. — Tome IV (1876), vol. in-4° de 960 pages, prix 16 fr. — Tome V (1877), vol. in-4° de 1100 pages, prix : 20 fr. — Tome VI (1878), vol. in-4 de 1020 pages, prix 20 fr.

Les Bureaux du PROGRÈS MÉDICAL sont ouverts de midi à 5 heures
(DIMANCHES ET FÊTES EXCEPTÉS)

VERSAILLES. — CERF ET FILS, IMPRIMEURS, RUE DUPLESSIS, 59.

www.ingramcontent.com/pod-product-compliance
Ingram Content Group UK Ltd.
Pitfield, Milton Keynes, MK11 3LW, UK
UKHW022036070726
13613UKWH00002B/547